Der Autor

Ulrich Kamphausen, Hohenstein, ist Krankenpfleger und Lehrer für Pflegeberufe.

Ulrich Kamphausen

Arbeitsbuch Prophylaxen

Lernen – Üben – Anwenden

2., erweiterte und überarbeitete Auflage

Verlag W. Kohlhammer

2. Auflage 2018

Alle Rechte vorbehalten
© W. Kohlhammer GmbH, Stuttgart
Gesamtherstellung: W. Kohlhammer GmbH, Stuttgart

Print:
ISBN 978-3-17-033719-0

E-Book-Format:
pdf: ISBN 978-3-17-033720-6

Für den Inhalt abgedruckter oder verlinkter Websites ist ausschließlich der jeweilige Betreiber verantwortlich. Die W. Kohlhammer GmbH hat keinen Einfluss auf die verknüpften Seiten und übernimmt hierfür keinerlei Haftung.

Inhalt

1 Hinweise für Benutzer

Liebe Leserin, lieber Leser,

dieses Buches sollte sich Ihnen sehr bald erschließen, dennoch hier ein paar Tipps:

In den Kreuzworträtseln werden Umlaute immer als zwei Buchstaben geschrieben, also ä = ae, ü = ue usw. Für »ß« steht das Doppel-s (ss). In allen anderen Fragetypen werden die Umlaute auch als Umlaute geschrieben und das »ß« als »ß«.

Bei den einzelnen Übungen finden Sie regelmäßig Verweise auf entsprechende Kapitel aus dem Buch »Prophylaxen in der Pflege«. Diese erkennen Sie am entsprechenden nebenstehendem Piktogramm und dem darunter aufgeführten Kapitelverweis. Alle Antworten und weiteres Hintergrundwissen lassen sich dort im Text finden.

z. B. Kap. 1.1

Die konkreten Auflösungen aller Fragen des Buches finden Sie im Kapitel 19 Lösungen. Die ebenfalls dort aufgeführten Antworten zu den Fallbeispielen, die jedes Kapitel abschließen, können nur beispielhafte Lösungsvorschläge sein. Pflege ist individuell, so dass auch weitere Pflegestrategien richtig sein können. Sind Sie sich nicht sicher, ob Ihre Antwort eine akzeptable Alternative zu der von mir vorgeschlagenen Lösung ist, kann ein Nachlesen im entsprechenden Kapitel des Titels »Prophylaxen in der Pflege« Hilfestellung geben.

Wir, die Damen und Herren des Lektorats beim Verlag Kohlhammer, denen ich hier unter anderem auch dafür meinen großen Dank aussprechen möchte, und ich, haben uns sehr bemüht, Fehler auszumerzen. Sollten Sie dennoch auf einen »Fehlerteufel« stoßen, würde ich mich über eine kurze Information freuen.

Ich wünsche Ihnen viel Erfolg und auch Spaß bei der Erarbeitung all der Fragen und Aufgaben zu dem großen und wichtigen Pflegethema »Prophylaxen«.

Ihr
Ulrich Kamphausen

2 Dekubitusprophylaxe

Übung 1

Kap. 2

Fachbegriffe zu diesem Fachbereich

1 ⟩ Überprüfen Sie Ihr Wissen anhand eines Kreuzworträtsels.

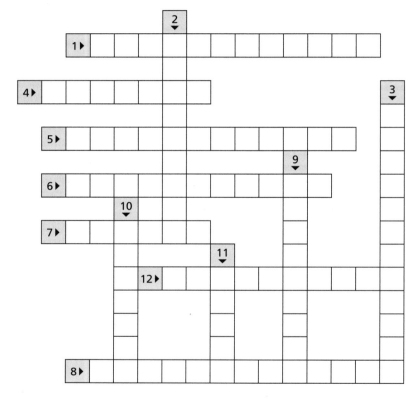

1 ungünstig auf die Haut wirkende Kräfte
2 Austrocknung
3 druckentlastende Lagerung
4 abgestorbenes Gewebe
5 Gefahrenpotenzial
6 Gefäßerkrankung
7 Dekubitus-Skala nach…
8 druckmindernde Lagerung
9 Mangeldurchblutung
10 Übersäuerung
11 nicht bettlägerig
12 Halbseitenlähmung

2 ⟩ Übersetzen Sie.

decumbere   –   _____

komprimieren   –   _____

Ödem   –   _____

Kachexie   –   _____

Dekubitalulzera   –   _____

Übung 2

Kap. 2

Pathophysiologie des Dekubitus

1 > Ergänzen Sie den Lückentext mithilfe der vorgegebenen Begriffe.

1. Für die Dekubitusentstehung ist die _____ ausschlaggebend.

2. Das komprimierte Gewebe wird von der _____

   Versorgung abgeschnitten. Folge ist eine _____ .

3. Der venöse Rückstau verursacht eine _____ .

4. Für die Dekubitusentstehung sind die _____ mindestens so wichtig wie Druckintensität und Druckdauer.

?

Ischämie

Risikofaktoren

Druckeinwirkung

arteriellen

Gewebeazidose

Übung 3

Kap. 2.1

Risikofaktoren für Dekubitus

 > Ordnen Sie jeweils die passenden Begriffe aus dem »Ursachenpool« zu.

1. Die Haut kann vorgeschädigt sein durch:

_____

_____

_____

3. Scherkräfte entstehen z. B. durch:

_____

_____

_____

2. Die Haut- und Gewebedurchblutung kann geschädigt sein durch:

_____

_____

_____

4. Ein reduzierter Allgemeinzustand kann verursacht sein durch:

_____

_____

_____

Urininkontinenz   falsches Sitzen im Bett   Herunterrutschen im Bett   Kachexie
Schwitzen bei Fieber   Exsikkose   arterielle Verschlusskrankheit
Herunterrutschen vom Steckbecken   nicht abgetrocknete Hautfalten
Diabetes mellitus   Eiweiß-, Zink- und Vitaminmangel   Herzinsuffizienz

Übung 4

Kap. 2.1

Krankenbeobachtung bei Dekubitus

1 > Beschreiben Sie das typische Aussehen eines Dekubitus in den drei (vier) Kategorien.

Dekubitus Kategorie I

_____

_____

_____

_____

Dekubitus Kategorie II

_____

_____

_____

_____

Dekubitus Kategorie III/IV

_____

_____

_____

_____

2 > Nennen Sie sechs Beobachtungskriterien bei Dekubitus.

_____   _____

_____   _____

_____   _____

Übung 5

Kap. 2.3

Pflegeaspekte zur Dekubitusprophylaxe

▷ **Kreuzen Sie die richtigen Aussagen an.**

☐ a) Sobald ein Dekubitus aufgetreten ist, sind Maßnahmen zur Dekubitusprophylaxe nicht weiter sinnvoll.

☐ b) Beim Auftreten eines Dekubitus Kategorie I gilt es die Maßnahmen zur Dekubitusprophylaxe zu intensivieren.

☐ c) Ein Dekubitus Kategorie I kann noch allein mithilfe von Maßnahmen der Dekubitusprophylaxe therapiert werden.

☐ d) Solange die Haut noch intakt ist, besteht keine akute Dekubitusgefahr.

Übung 6

Kap. 2.2

Dekubitusgefährdete Patienten erkennen

Ein Hilfsmittel zur Erkennung von Dekubitus gefährdeten Patienten kann die »Braden-Skala« sein.

1 ▷ **Geben Sie jeweils die Bedeutung an.**

Es werden eingeschätzt, die:

1. Sensorische Empfindung _____

2. Feuchtigkeit _____

3. Aktivität _____

4. Mobilität _____

5. Ernährung _____

6. Reibung und Scherkräfte _____

2 > **Beurteilen Sie die Dekubitusgefährdung der Patientin im aufgeführten Fallbeispiel anhand der »Norton-Skala«.**

Sie betreuen eine 70-jährige Patientin. Sie hat einen Diabetes mellitus mit fortgeschrittenen Mikroangiopathien. Sie glaubt nicht mehr an eine Genesung. Meistens ist sie depressiv gestimmt, steht nicht aus dem Bett auf, bewegt sich kaum und brütet teilnahmslos vor sich hin. Sie hat eine gepflegte Haut, ist nicht inkontinent, und ihr körperlicher Zustand ist gut.

Bereitschaft zur Kooperation und Motivation	Alter	Hautzustand	Zusatzerkrankung	körperlicher Zustand	geistiger Zustand	Aktivität	Beweglichkeit	Inkontinenz
voll	< 10	intakt	keine	gut	klar	geht ohne Hilfe	voll	keine
4	4	4	4	4	4	4	4	4
wenig	< 30	schuppig trocken	Abwehrschwäche, Fieber, Diabetes, Anämie	leidlich	apatisch teilnahmslos	geht mit Hilfe	kaum eingeschränkt	manchmal
3	3	3	3	3	3	3	3	3
teilweise	< 60	feucht	MS, Karzinom, Hämatokrit erhöht, Adipositas	schlecht	verwirrt	rollstuhlbedürftig	sehr eingeschränkt	meistens Urin
2	2	2	2	2	2	2	2	2
keine	> 60	Wunden, Allergien, Risse	arterielle Verschlusskrankheit	sehr schlecht	stuporös	bettlägerig	voll eingeschränkt	Urin und Stuhl
1	1	1	1	1	1	1	1	1

a) Summe der Gefährdungspunkte: _____

b) Wie hoch ist die Gefährdung?   hoch   6   5   4   3   2   1   niedrig

Übung 7

Kap. 2.3

Maßnahmen zur Dekubitusprophylaxe

▷ Ordnen Sie die Begriffe korrekt zu.

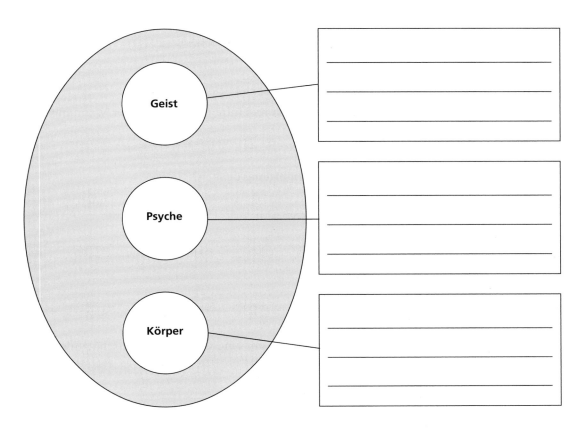

1. Mit dem Patienten seine **Möglichkeiten zur Mithilfe** abklären.
2. Dem Patienten durch **geeignete Lagerung** einen Dekubitus ersparen.
3. Mangel- und Fehlernährung durch **geeignete Ernährungsangebote** beseitigen.
4. Dem Patienten täglich auch **positive Erfahrungen** zuteil werden lassen.
5. Dem Patienten die **Skala** zur Ermittlung der Dekubitusgefährdung **erläutern**.
6. Den Patienten über die **Entstehungsmechanismen** eines Dekubitus **informieren**.
7. **Angenehme Momente** gemeinsam mit Angehörigen ermöglichen.
8. Dem Patienten eine **Bezugspflegeperson zuordnen**.
9. Die **Mobilität des Patienten erhalten** bzw. wieder herstellen.

Übung 8

Kap. 2.2

Fallbeispiel

Sie übernehmen am Montag zu Dienstbeginn die pflegerische Verantwortung für die am Wochenende neu aufgenommene Patientin Frau Braun.
Aus der Patientenakte erfahren Sie neben anderen Informationen auch Folgendes über die Patientin **Frau Braun**:

Alter: 76 J.
Größe: 1,62 m
Gewicht: 82 kg
Verwitwet seit einem Jahr
Einweisungsdiagnose: multiple Prellungen re. Hüfte nach Sturz in der Wohnung

▷ **Bearbeiten Sie folgende Fragen.**

1. Was lässt Sie sogleich an eine Dekubitusgefährdung denken?

_____

_____

_____

_____

2. Welche weiteren Informationen benötigen Sie um eine Gefährdungseinschätzung, z. B. mithilfe einer Einschätzungsskala vorzunehmen?

_____

_____

_____

_____

3. Sie möchten bei Frau Braun die Bereitschaft zur aktiven Mitarbeit wecken, bzw. steigern. Welche Informationen aus der Sozialanamnese könnten für Sie hilfreich sein?

_____

_____

_____

_____

Übung 9

Kap. 2.2

Diskussion

Das Deutsche Netzwerk für Qualitätsentwicklung in der Pflege (DNQP) empfiehlt in seinem Expertenstandard „Dekubitusprophylaxe", bei der Einschätzung der Gefährdung von Patienten/Bewohnern, auf den Gebrauch von Assessment-Skalen zu verzichten. Es hat sich nämlich herausgestellt, dass die klinische Risikoeinschätzung durch Pflegefachpersonal der Einschätzung durch entsprechende Skalen nicht unterlegen ist.

Was muss die Einrichtung sicherstellen, wenn sie auf ein Risikoassessment mittels Skala verzichten will:

1 > **in Bezug auf das Pflegepersonal**

a) _____

b) _____

c) _____

2 > **in Bezug auf die Organisation**

a) _____

b) _____

c) _____

3   Soor- und Parotitisprophylaxe

Übung 1

Kap. 3

Fachbegriffe zu diesem Fachbereich

1 ⟩ Überprüfen Sie Ihr Wissen anhand eines Kreuzworträtsels.

1 Auswurf
2 Zahnersatz
3 Zahnfleischentzündung
4 Drüse
5 Entzündung der Zunge
6 typische Keimbesiedlung im Mund
7 runde Erosion an Mundschleimhaut oder Zunge
8 oben im Mund
9 derbe Beläge auf Zunge oder Mundschleimhaut
10 blass, bläulich
11 über den Mund
12 Element zur Kariesprophylaxe
13 häufige Pilzinfektion an Schleimhäuten

2 ⟩ Übersetzen Sie.

Rhagaden   –   _____

Stomatitis   –   _____

Ulzeration   –   _____

Foetor ex ore   –   _____

Parotitis   –   _____

Übung 2

Kap. 3.1

Infektionen in Mund und Rachen

1 > Ordnen Sie den deutschen Ausdrücken die Fachausdrücke zu.

1	Mundschleimhautentzündung	1 /___	A	Rhagaden
2	Zahnfleischentzündung	2 /___	B	Parotitis
3	Zungenentzündung	3 /___	C	Glossitis
4	Mundwinkel-Schrunden	4 /___	D	Gingivitis
5	Pilzinfektion	5 /___	E	Stomatitis
6	Ohrspeicheldrüsenentzündung	6 /___	F	Candidose

Infektionen in Mund und Rachen lassen sich frühzeitig an typischen Symptomen erkennen.

2 > Ergänzen Sie die Aussagen.

Entzündete Schleimhäute sind ge_____ und ge_____.

Die Beläge haben eine _____ _____ Farbe.

Besonders bei der Nahrungsaufnahme klagen die Patienten über _____.

Bei massivem Befall kann infolge der Entzündung _____ auftreten. Oft sind dann

auch die lokalen _____ geschwollen.

Trockene, unelastische, verdickte Haut mit schmerzhaften Einrissen, besonders im Bereich der

Mundwinkel werden _____ genannt.

Oft kreisrunde Ulzerationen an der Mundschleimhaut, besonders an Wangen, Zunge und

Gaumen werden _____ genannt.

Durch weiße bis grau-weiße, meist festhaftende Beläge auf der Mundschleimhaut macht sich

_____ bemerkbar.

Infektionen im Mund und Rachen können positiv oder negativ beeinflusst werden.

[3] > **Benennen Sie Einflussfaktoren mithilfe des Silbenrätsels.**

ab, che, di, flüs, fuhr, gie, hy, ka, ka, keits, me, men, mund, nah, ne, renz, rungs, schwä, sig, te, wehr, zu

Insuffizientes Immunsystem   _____

Keine Nahrungsaufnahme   _____

Zähneputzen gehört dazu   _____

Medizin   _____

Teil der Ernährung   _____

Übung 3

Kap. 3.2

Gefährdete Patientengruppen

[ ] > **Nennen Sie Gründe für die besondere Gefährdung**

bei folgenden Patientengruppen.

a) Bewusstlose Patienten:

_____

_____

_____

b) Patienten mit internistischen Erkrankungen:

_____

_____

_____

c) Patienten mit Alkoholkrankheit:

_____

_____

_____

Übung 4

Kap. 3.3

Maßnahmen gegen Mund- und Racheninfektionen

Bei Patienten mit unzureichender Mundhygiene hat das Pflegepersonal Aufgaben der Gesundheitserziehung zu erfüllen.

1 ▷ **Kreuzen Sie die korrekten Maßnahmen zur Gesundheitserziehung an.**

☐ a) Sie überzeugen den Patienten von der Notwendigkeit, antiseptisch wirkende alkoholische Mundwässer zu benutzen, um Infektionen im Mund und Rachen vorzubeugen.

☐ b) Sie bringen dem Patienten den Gebrauch notwendiger Materialien wie Zahnbürste, Fluorzahnpasta und Zahnseide nahe und stellen sie ihm ggf. zur Verfügung.

☐ c) Sie erläutern dem Patienten, wie man heute nach modernen Erkenntnissen, Mund und Zähne pflegt, wenn notwendig üben Sie es mit dem Patienten.

☐ d) Um Ihren Bemühungen Nachdruck zu verleihen, weisen Sie den Patienten auf sein unverantwortliches Verhalten gegen sich selbst als auch gegen die Mitmenschen hin, die sein Fehlverhalten mit höheren Krankenkassenbeiträgen zu tragen haben.

☐ e) Sie weisen den Patienten auf schadhafte Stellen seiner Zahnprothese hin und geben Hilfestellung bei der Organisation der Reparatur.

☐ f) Um den Patienten nicht bloß zu stellen, legen Sie ihm unbemerkt eine Informationsbroschüre über richtige Mundhygiene ins Zimmer.

2 ▷ **Benennen Sie die möglichen Schäden und Krankheiten.**

a) Eine defekte Zahnprothese kann mechanische Schäden verursachen:

_____

_____

b) Ungepflegte und kariöse Zähne können Ausgangspunkt für Erkrankungen sein:

_____

_____

c) Alkoholische, desinfizierende und gerbende Mundwässer können Schäden verursachen:

_____

_____

Übung 5

Kap. 3.3.5

Maßnahmen zur speziellen Mundpflege

Oft reicht das Zähneputzen nicht aus, Infektionen in Mund und Rachen effektiv vorzubeugen, dann ist eine spezielle Mundpflege notwendig.

1 > Nennen Sie Patientengruppen bei denen eine spezielle Mundpflege notwendig ist.

_____

_____

_____

2 > Benennen Sie die Ziele der speziellen Mundpflege.

_____

_____

_____

3 > Zählen Sie zehn Utensilien zur speziellen Mundpflege auf.

_____   _____

_____   _____

_____   _____

_____   _____

_____   _____

4 > Erläutern Sie, warum Sie zur speziellen Mundpflege Handschuhe tragen.

_____

_____

_____

_____

_____

_____

_____

Übung 6

Kap. 3.3.5

Maßnahmen zur speziellen Mundpflege

Ob ein Patient die Mundpflege toleriert, hängt häufig auch vom Geschmack der Spülflüssigkeit ab.

Es gibt einige Möglichkeiten, den Geschmack der Spülflüssigkeit zu variieren.

⬜➤ **Ergänzen Sie den Lückentext mit den nebenstehenden Begriffen.**

Wasser kann durch Zugabe von _____ in geringer Konzentration aromati-

siert werden.

Statt Wasser können auch verschiedene _____ – Sorten gewählt werden.

_____ Flüssigkeiten werden häufig als sehr erfrischend empfunden (z. B.

bei Fieber).

Tee nicht zu stark konzentrieren und nicht länger als drei Minuten ziehen lassen, sonst wirken

sie _____ und _____ die Mundschleimhaut aus.

?

eisgekühlte

trocknen

Tee

Fruchtsäften

gerbend

Übung 7

Kap. 3.3.6

Speichelsekretion

Von den Speicheldrüsen ist die Ohrspeicheldrüse besonders entzündungsgefährdet.

Zu den Risikogruppen werden gezählt:
Patienten mit Nahrungskarenz; Patienten, die über eine Nährsonde ernährt werden; Patienten, die ausschließlich flüssige und passierte Kost zu sich nehmen dürfen.

1➤ **Erläutern Sie den pathophysiologischen Vorgang, der bei allen drei Gruppen für die besondere Parotitisgefährdung verantwortlich ist.**

_____

_____

_____

_____

$\boxed{2}$ **Erläutern Sie den Infektionsweg zur Parotitis. Benutzen Sie dazu die nebenstehenden Begriffe.**

$\boxed{?}$

über Aus-
führungsgänge

Vermehrung von
pathogenen
Keimen

eindringen in

Störung der
Mundflora

infizieren

_____

_____

_____

_____

_____

_____

_____

$\boxed{3}$ **Kreuzen Sie die beiden richtigen Antworten an.**

☐ a) Durch antiseptisches Mundwasser kann eine Parotitis verhindert werden.

☐ b) Durch Feuchthalten der Mundschleimhaut kann eine Parotitis verhindert werden.

☐ c) Durch Anregung der Speichelsekretion kann eine Parotitis verhindert werden.

☐ d) Durch frühzeitige Impfung kann eine Parotitis verhindert werden.

Es wird empfohlen, Patienten zur Parotitisprophylaxe saure Bonbons oder eine Zitronenscheibe lutschen zu lassen.

$\boxed{4}$ **Erläutern Sie den Mechanismus, der auf diese Weise in Gang gesetzt wird.**

_____

_____

_____

_____

_____

_____

_____

_____

Übung 8

Fallbeispiel

Herr Neumann, 65 Jahre alt, alleinstehend, versorgte sich bisher recht ordentlich alleine in seinem Zwei-Zimmer-Haushalt. Ab und zu schaute eine Nachbarin, Frau Richter, nach dem Rechten, wenn Herr Neumann krank war oder sonst Hilfe benötigte.

In der letzten Zeit wurde Herr Neumann zunehmend sonderlich, so schildert es Frau Richter. Zuletzt verließ er seine Wohnung gar nicht mehr. »Hätte ich nicht ab und zu Essen hinüber gebracht, wäre er verhungert.« Seine Körperpflege hätte er gänzlich vernachlässigt.

In dieser Verfassung kam Herr Neumann in »Ihr« Alten- und Pflegeheim. Nach intensiver Flüssigkeitszufuhr über zwei Tage ist Herr Neumann jetzt fast schon wieder der Alte. Er ist mobil und guter Laune.

Was Ihnen aber noch Sorgen bereitet, ist der Befund der Mund- und Racheninspektion:

- Zunge und harter Gaumen sind mit dunklen harten Belägen überzogen.
- Die Zahnprothese hat keinen Halt; die Zahnleisten weisen bereits Scheuerstellen auf.
- Die gesamte Mundschleimhaut ist noch sehr trocken.

In geplanten Pflegeschritten wollen Sie die Situation von Herrn Neumann verbessern.

1 ⟩ **Zuerst listen Sie die Ressourcen auf, die Sie bei Herrn Neumann feststellen können.**

_____

_____

_____

_____

2 ⟩ **Nun nennen Sie die Pflegeprobleme, die sich aus dem Fallbeispiel ergeben und benennen Sie die Ursachen.**

_____

_____

_____

_____

_____

_____

_____

_____

3 > Entwickeln Sie aus den Pflegeproblemen Pflegeziele.

_____

_____

_____

_____

_____

4 > Erarbeiten Sie zum Schluss zu jedem Pflegeziel Pflegemaßnahmen.

_____

_____

_____

_____

_____

_____

_____

_____

_____

Sie würden gerne Frau Richter in die Pflege und Betreuung des Herrn Neumann einbeziehen.

5 > Erläutern Sie, welche rechtlichen Aspekte Sie beachten müssen.

_____

_____

_____

Übung 9

Diskussion

Zur Zahn- und Mundhygiene wird häufig die Benutzung von elektrischen Zahnbürsten und/oder Mundduschen ins Gespräch gebracht.

Was ist vor der Benutzung zu bedenken?

1 > bei elektrischer Zahnbürste:

_____

_____

_____

2 > bei Munddusche:

a) _____

b) _____

c) _____

4   Aspirationsprophylaxe

📖 **Übung 1**

Kap. 4

Fachbegriffe zu diesem Fachbereich

1 ⟩ Überprüfen Sie Ihr Wissen anhand eines Kreuzworträtsels.

1 Sekret aus Munddrüsen
2 Therapeut bei Schluckstörungen
3 quantitative Bewusstseinsstörung
4 Kehldeckel
5 bevorzugte Körperhaltung
  bei Schlucktraining
6 sensible Struktur am weichen
  Gaumen
7 mögliche Folge von Aspiration

2 ⟩ Übersetzen Sie.

Epypharynx   – _____

Ösophagus   – _____

Sopor   – _____

Hyperemesis   – _____

Regurgation   – _____

Trachea   – _____

Reflux   – _____

Übung 2

Entstehung einer Aspiration

1 ⟩ **Ergänzen Sie den Text.**

Aspirieren ist das _____ von _____ oder

_____ Stoffen in die Atemwege.

Häufig wird Folgendes aspiriert (mind. 5 Angaben): _____

_____

_____

Je nach Größe des aspirierten Gegenstands oder der Menge einer aspirierten Flüssigkeit kommt es zu unterschiedlich starken Reaktionen des Patienten.

2 ⟩ **Nennen Sie fünf mögliche Reaktionen.**

_____   _____

_____   _____

_____

3 ⟩ **Benennen Sie die folgenden Fachausdrücke mit deutschen Bezeichnungen.**

a) Epiglottis _____   d) Stridor _____

b) Pneumonie _____   e) Somnolenz _____

c) Alveolen _____   f) Hyperemesis _____

Eine Sonderform der Aspiration stellt das Mendelson-Syndrom dar.

4 ⟩ **Nennen Sie Ursache, Folgen und Symptomatik.**

a) Ursache: _____

_____

_____

b) Folgen: _____

_____

_____

c) Symptomatik: _____

_____

_____

Menschen mit reduziertem Allgemeinzustand sind aspirationsgefährdet.

5 ❯ Kreuzen Sie die richtigen Aussagen an.

☐ a) Geschwächte Menschen können oft den Schluckvorgang nicht mehr koordinieren.

☐ b) Sie ernähren sich hauptsächlich mit flüssiger, breiiger Kost.

☐ c) Aufgrund der Schwäche sind die Abwehrreflexe reduziert.

☐ d) Mit einer Zahnprothese lässt sich die Nahrung nur unzureichend zerkleinern.

Durch Einschränkungen des Bewusstseins erhöht sich die Aspirationsgefahr.

6 ❯ Ordnen Sie das Gefahrenpotenzial den Bewusstseinseinschränkungen zu.

a) geringe Gefährdung   b) mittlere Gefährdung   c) hohe Gefährdung

_____ Koma   _____ Somnolenz   _____ Sopor

7 ❯ Lösen Sie das lustige Begrifferaten.

Weitere mögliche Ursachen für eine Aspiration:

a) Betäubende Gaststätte z. B. in der Alimentationspassage

_____

b) Exzessiver Ausfall von Verpflegung

_____

c) Bewegungsunfähigkeit eines mundfüllenden Organs

_____

d) Abstimmungspanne in der Abwärtsbeförderung von Oralinhalten

_____

e) Vorübergehender Verlust der descartischen Fähigkeit »cogito ergo sum«

_____

Aspiration ist häufig mit typischen Symptomen verbunden.

8 > Ergänzen Sie die fehlenden Vokale.

a) R _ _ s p _ r n   b) H _ s t _ n   c) _ t _ m g _ r _ _ sch _

d) L _ f t n _ t   e) P _ n _ k

Übung 3

Kap. 4.2

Maßnahmen zur Aspirationsprophylaxe

Warnzeichen können auf eine Schluckstörung hinweisen.

1 > Kreuzen Sie die richtigen Antworten an.

☐ a) Der Patient kann nur flüssige Kost problemlos zu sich nehmen.

☐ b) Speichel und Speisereste fließen aus dem Mund.

☐ c) Speisen verbleiben in den Wangentaschen.

☐ d) Der Patient verweigert die Nahrungsaufnahme.

☐ e) Der Patient verschluckt sich häufig und würgt.

☐ f) Der Patient hat häufiges Aufstoßen und regurgiert.

Zur Aspirationsprophylaxe werden stimulierende und trainierende Maßnahmen durchgeführt.

2 > Ordnen Sie die Maßnahmen durch Setzen eines Kreuzes zu.

	Stimulation	Training
a) Den weichen Gaumen am Gaumenbogen mechanisch reizen	☐	☐
b) Bewegungsübungen mit der Zunge durchführen	☐	☐
c) Pusteübungen durchführen lassen	☐	☐
d) Mund- und Rachenmuskulatur vibrieren	☐	☐

Das Schlucken von Flüssigkeiten ist besonders schwer wiederzuerlernen.

3 > Geben Sie drei hilfreiche Tipps zum Schlucktraining.

_____

_____

_____

Die Reihenfolge, in der die Maßnahmen durchgeführt werden, ist wichtig.

4 〉 **Ergänzen Sie die Aussagen mithilfe der vorgegebenen Silben.**

bung, en, fes, flex, ning, re, Schluck, Schluck, te, Trink, trai, ü

Mit _____ darf erst begonnen werden, nachdem der _____

wieder intakt ist.

Erst wenn der Patient _____ Nahrung zu sich nehmen kann, darf mit

_____ begonnen werden.

Weitere Pflegeaspekte müssen bei aspirationsgefährdeten Patienten beachtet werden.

5 〉 **Entscheiden Sie sich jeweils für richtig oder falsch und kreuzen Sie an.**

	richtig	falsch
a) Geeignet ist die aufrechte Sitzposition mit nach vorn gebeugtem Kopf.	☐	☐
b) Geeignet ist die Seitenlage mit brustwärts gebeugtem Kopf.	☐	☐
c) Zum Liegen müssen die Patienten immer in stabile Seitenlage mit überstrecktem Kopf gebracht werden.	☐	☐
d) Zum Ruhen ist die flache Rückenlage mit kleinem Kopfkissen geeignet.	☐	☐
e) Nach den Mahlzeiten müssen im Mund verbliebene Essensreste entfernt werden.	☐	☐
f) Nach den Mahlzeiten muss der Patient liegen, ihm wird ein Tuch vorgelegt damit Essensreste aus dem Mund fließen können.	☐	☐
g) Die Patienten müssen nach den Mahlzeiten noch 20 Minuten aufrecht sitzen bleiben.	☐	☐
h) Essensreste müssen nicht besonders entfernt werden, sie fließen von alleine aus dem Mund.	☐	☐

Übung 4

Kap. 4.2

Fallbeispiel

Herr Johann ist 69 Jahre alt, untergewichtig und in einem angegriffenen Allgemeinzustand. Von einem langwierigen grippalen Infekt hatte er gerade begonnen, sich zu erholen, als das passierte:

Herrn Johann ereilte aus heiterem Himmel ein Schlaganfall. Nach der intensivpflegerischen Versorgung wird Herr Johann auf Ihre Station verlegt. Ihnen bietet sich folgendes Bild.

- Hemiplegie rechts, armbetont mit schlaffer Lähmung.
- Sensorische Störungen im Bereich des Unterschenkels und rechten Fußes.
- Schluckstörungen durch Facialisparese und stark reduzierten Schluckreflexen, Speichelfluss aus dem rechten Mundwinkel.
- Starkes Husten und Würgen beim Versuch zu essen oder zu trinken.
- Herr Johann ist bewusstseinsklar aber unleidlich, manchmal dem Pflegepersonal gegenüber unwirsch.
- Die Sprache ist verwaschen, aber verständlich.

Herr Johann soll wieder normal essen und trinken, wird zur Zeit aber noch parenteral ernährt.

In der Pflegeplanung soll es *ausschließlich* um die Aspirationsproblematik gehen.

1 ▷ **Listen Sie im ersten Schritt die Ressourcen und die Probleme auf, die Sie bei Herrn Johann ausmachen.**

Ressourcen	Probleme

2 ⟩ Formulieren Sie nun zu jedem Pflegeproblem ein Ziel.

Ziel 1

_____

_____

Ziel 2

_____

_____

Ziel 3

_____

_____

Ziel 4

_____

_____

3 ⟩ Nennen Sie konkrete Pflegemaßnahmen zur Verhütung einer Aspirationspneumonie.

_____

_____

_____

_____

_____

_____

_____

_____

_____

Übung 5

Diskussion

Um bei Patienten mit Schluckstörungen eine Aspiration zu vermeiden, wird die Verwendung von Andickungsmitteln für Speisen und Getränke überlegt.

1 ▷ Welche Anforderungen muss ein Andickungsmittel erfüllen, um für den Einsatz in der Pflege geeignet zu sein?

_____

_____

_____

_____

Diskussion

Wegen der angespannten Personallage müssen Schüler/-innen, Helfer/-innen und Praktikant/-innen die Patienten und Bewohner bei der Nahrungsaufnahme unterstützen.

2 ▷ Bei Patienten/Bewohnern mit Aspirationsgefahr wegen Schluckstörungen sollten Sie dies nicht zulassen. Warum?

_____

_____

_____

_____

5   Pneumonieprophylaxe

Übung 1

Fachbegriffe zu diesem Fachbereich

1 ▷ Überprüfen Sie Ihr Wissen anhand eines Kreuzworträtsels.

1 ineffektive beschleu-
  nigte Atmung
2 Muskel zur Bauch-
  atmung
3 Einatmung flüssiger
  oder fester Stoffe
4 SMI-Trainer mit drei
  Bällen
5 Sitzposition zur ver-
  tieften Einatmung bei
  Dyspnoe
6 Gerät zur Schleim-
  lösung
7 Einatmung von
  Aerosolen
8 Einatmung
9 zu 21 % Bestandteil
  der Luft

2 ▷ Übersetzen Sie.

Exspiration   –   _____

Vitalkapazität   –   _____

Lobärpneumonie   –   _____

Bronchialsekret   –   _____

Alveolen   –   _____

Übung 2

Kap. 5.1

Einteilung der Pneumonien

Ordnen Sie die Nummern der vorgegebenen Begriffe den Pneumoniearten zu.

Lobärpneumonie

_____

_____

_____

Bronchopneumonie

_____

_____

_____

Interstitielle Pneumonie

_____

_____

_____

1 Virusinfekt

2 Schüttelfrost

3 langsamer Fieberanstieg

4 subfebrile Temperaturen

5 Infekt durch verschiedene nosokomiale Erreger

6 schleimiger, eitriger, unblutiger Auswurf

7 Streptokokkeninfekt

8 rostbraunes Sputum

9 wenig Auswurf

Übung 3

Risikofaktoren für die Pneumonie sind:

_____

_____

_____

_____

_____

Synonyme

≅ kraftlose Verteidigung

≅ Ausflusshemmung

≅ in die Atemwege geraten (lateinisch)

≅ Organ im Zustand geringer Luftbewegung

≅ eine das Pferd verlassende Inflammation

Übung 4

Kap. 5.1

Infektionen im Mund- und Rachenraum können zur Pneumonie führen.

Infektionen werden gefördert durch:

Schleimhäute – schlechte – ~~Allgemeinzustand~~ – Störung – Soor – Mundpflege – Mundflora – Infektion – Austrocknung – der – der – ~~reduzierter~~

1 ⟩ Suchen Sie die richtigen Kombinationen.

Beispiel: reduzierter Allgemeinzustand _____

_____

_____

_____

Verminderte Lungenbelüftung kann zur Pneumonie führen.

2 ⟩ Suchen Sie die richtigen Kombinationen.

Eine verminderte Lungenbelüftung tritt auf bei:

Schon – lägerigkeit _____

Hemi – störungen _____

Bett – atmung _____

Lungen – plegie _____

Bewusstseins – erkrankungen _____

Allgemeine Abwehrschwäche begünstigt die Entstehung einer Pneumonie.

3 ⟩ Ergänzen Sie die fehlenden Buchstaben.

Die Abwehrkraft kann geschwächt werden durch:

Inf _ _ _ _ öse Vo _ _ _ kra _ _ _ _ g   Oper _ _ _ _ _ _ sbe _ _ _ t _ _ g

Ma _ _ _ _ _ e _ _ äh _ _ _ g   sch _ a _ h _ s I _ _ _ _ n _ y _ _ e _

_ a _ z _ n _ m

Übung 5

Kap. 5.3.5

Ein erhöhter Grundumsatz führt zu einer beschleunigten und vertieften Atmung.

▷ Kreuzen Sie die beiden richtigen Antworten an.

☐ a) Durch Bewegung kann der Grundumsatz erhöht werden.

☐ b) Ein erhöhter Grundumsatz führt zu einem vermehrten Sauerstoffbedarf.

☐ c) Bewegung verbraucht Energie, der Grundumsatz wird vermindert.

☐ d) Ein vermehrter Sauerstoffbedarf ist schädlich, da ein Patient mit Pneumonie Atemprobleme hat.

Übung 6

Kap. 5.3.6

Atemübungen – gegen einen Widerstand anatmen.

1▷ Nennen Sie drei einfache Atemübungen gegen Widerstand.

_____

_____

_____

2▷ Was ist bei diesen Übungen wichtiger?   ☐ a) das Einatmen vor dem Pusten

☐ b) das Pusten nach dem Einatmen

3▷ Nennen Sie drei Komplikationen, die insbesondere bei übermotivierten Patienten auftreten können.

_____

_____

_____

_____

_____

_____

Dosierte Lippenbremse

4 ▷ **Ergänzen Sie den Lückentext.**

Bei der Lippenbremse erfolgt die _____atmung durch die leicht _____ Lippen.

Dadurch wird die _____atmung verzögert, es bleibt mehr Zeit zum _____austausch. Der

Druck in den Atemwegen _____ sich, die _____ und Bronchiolen können

nicht kollabieren, die Fläche zum Gasaustausch wird _____.

Sustained maximal inspiration (SMI)

5 ▷ **Kreuzen Sie die richtigen Aussagen an.**

☐ a) Beim Triflow- und Monoflowgerät wird das gewünschte Atemzugvolumen voreinge-
stellt.

☐ b) Während der Übungen mit den SMI-Trainern wird die Nasenatmung mit einer Klemme
unterbunden.

☐ c) Flow-orientierte SMI-Trainer zeigen den erreichten Einatmungsflow durch kleine Kunst-
stoffbälle an, die in der Schwebe gehalten werden.

☐ d) Bei SMI-Trainern ist es besonders wichtig, gleichmäßig und dosiert in das Gerät hinein
zu pusten.

6 ▷ **Latein für Abientes. Übersetzen Sie.**

Zeichen einer Überanstrengung bei SMI-Übungen sind:

Pulsatio coronaris   –   _____

Cor furiosum   –   _____

Affektus mendacis   –   _____

Molestia spiritus   –   _____

Übung 7

Kap. 5.3.6

Atemunterstützende Lagerung

Suchen Sie für die Atemunterstützung geeignete Lagerungsarten aus.

MUTTI

VATI

KIND   und

KEGEL

_____

Halbmond

Vollmond

Neumond

_____

Reiter

Kutscher

Fahrer

Droschken

_____

Eine an eine Folter erinnernde Lagerung zur Unterstützung für das Abhusten von zähem

Bronchialschleim ist die Q_____ _____.

Übung 8

Kap. 5.3.7

Inhalation

1 > Eine Inhalation ohne Medikamentenzusatz bewirkt:

an den Schleimhäuten _____

am mukozilliären System _____

beim zähen Bronchialschleim _____

2 > Durch verschiedene Inhalationsverfahren können verschiedene Etagen der Atemwege erreicht werden.

Tragen Sie entsprechende Inhalationsverfahren ein.

obere Atemwege _____

bis zu den Bronchiolen _____

bis in die Alveolen _____

3 > Erläutern Sie die Arbeitsweise des Vario-Resistance-Pressure-Gerätes (Flutter).

_____

_____

_____

_____

_____

_____

_____

Wie kann man die Intensität der Wirkung beeinflussen?

_____

_____

_____

Übung 9

Kap. 5

Fallbeispiel

Herr Kahl ist 47 Jahre alt, er ist starker Raucher, fühlt sich dabei aber weitgehend wohl. Eine Kurzatmigkeit, die er in letzter Zeit bei körperlicher Anstrengung verspürt, gibt ihm allerdings zu denken.

Sie bereiten Herrn Kahl auf eine Appendektomie vor. Während der Rasur weisen Sie Herrn Kahl auf seine Pneumoniegefährdung hin und kündigen ihm gewisse Übungen an. In diesem Zusammenhang erfahren Sie, dass Herr Kahl schon daran gedacht hat, mit dem Rauchen aufzuhören, er hat aber noch keine Informationen, wie er das anstellen soll. Von heute auf morgen einfach aufzuhören, traut er sich nicht zu.

Postoperativ durchzuführende Prophylaxen sollten bereits in der präoperativen Phase mit dem Patienten geübt werden.

1 > Begründen Sie diese Aussage.

2 > Nennen Sie vier pneumonieprophylaktische Maßnahmen für Herrn Kahl, die Sie bereits präoperativ üben lassen.

Ihrem Auftrag als Gesundheitspflegeperson wollen Sie nachkommen, indem Sie Herrn Kahl über die Möglichkeiten der Raucherentwöhnung informieren.

3 > Erläutern Sie Herrn Kahl kurz folgende Möglichkeiten der Raucherentwöhnung und nennen Sie die jeweiligen Vorteile.

a) Online-Nichtraucherkurs

b) Verhaltenstherapeutischer Nichtraucherkurs

_____

_____

_____

_____

c) Medikamente zur Raucherentwöhnung

_____

_____

_____

_____

d) Aversionstherapie

_____

_____

_____

_____

e) Hypnose

_____

_____

_____

_____

f) Akupunktur

_____

_____

_____

_____

Übung 10

Kap. 5

Diskussion

Zu den am häufigsten im Krankenhaus erworbenen Infektionserkrankungen wird die noso-komiale Pneumonie gezählt. Auf Normalstationen (nicht Intensivstationen; nicht invasiv beatmete Patienten) erkranken pro Jahr etwa 40 000 Patienten. In Alten- und Pflegeheimen ist die Rate noch erheblich höher.

1 ⟩ Welche pflegerischen Schwerpunktsetzungen sind geeignet, die Situation zu verbessern?

a) _____

b) _____

c) _____

d) _____

2 ⟩ Aus welchen Gründen mag die Rate der nosokomialen Pneumonien in Alten- und Pfle-geheimen besonders hoch sein?

a) _____

b) _____

c) _____

d) _____

6   Thromboseprophylaxe

Übung 1

Kap. 6

Fachbegriffe zu diesem Fachbereich

1 ▷ Überprüfen Sie Ihr Wissen anhand eines Kreuzworträtsels.

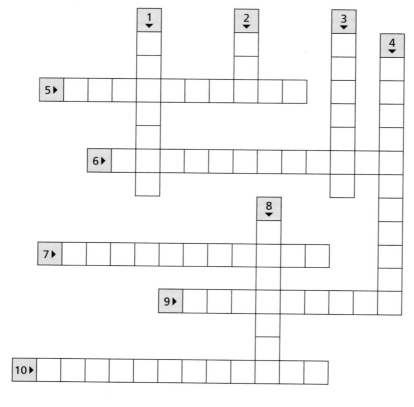

1 Namensgeber für Ursachen-Trias der Thrombose
2 Kleidungsstück zur Thromboseprophylaxe (Abkürzung)
3 Skala zur Einschätzung des Thromboserisikos
4 Struktur in Venen zur Lenkung des Blutstroms im Gefäß
5 im Gefäß
6 Bewegungsförderung
7 Wirkung der Fuß- und Beinmuskulatur zur Förderung des venösen Rückflusses
8 losgelöster Blutpfropfen
9 Verstopfung von Blutgefäßen durch Blutpfropfen
10 Sensibilitätsstörung

2 ▷ Übersetzen Sie.

Parameter   – _____

Dehydratation   – _____

Hämatokrit   – _____

Varikosis   – _____

Hyperkoagulabilität – _____

Kap. 6.1

Übung 2

Entstehung von Thrombosen

Der Arzt Rudolf _____ hat die Pathophysiologie der Thrombosen erforscht und in der nach ihm benannten Trias zusammengefasst.

▷ **Benennen Sie die Ursachen-Trias.**

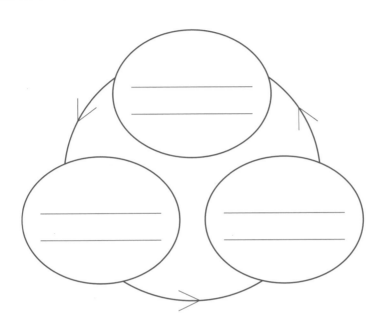

Übung 3

Symptome der Venenthrombosen

▷ **Ergänzen Sie die Aussagen mithilfe der nebenstehenden Begriffe.**

1. _____ der betroffenen Extremität durch venösen Stau

2. _____ im Verlauf der betroffenen Vene

3. _____ in den Waden, besonders bei Dorsalflexion des Fußes

4. _____ in der betroffenen Extremität

?

Schmerzen

Rötung

Parästhesien

Umfangzunahme

Übung 4

Kap. 6.1

Entstehung der Venenthrombosen

▷ **Ergänzen Sie die Lückentexte.**

1. bis ca. 3./5. Tag   Beginn der Thrombosebildung. Thrombus ist _____ fest mit der

_____ verbunden. In diesem Stadium besteht größte

_____gefahr.

3./5. bis 14. Tag   Die ersten Thrombose_____ treten auf. Der Thrombus beginnt

mit der Gefäßwand zu _____. Die Thrombosegefahr wird

_____.

ab 14. Tag   Der Thrombus hat sich _____. Er ist _____ mit der

Gefäßwand verbunden. Es besteht _____Thrombosegefahr

mehr.

Übung 5

Kap. 6.2

Indikatoren für Thrombosegefährdung

Bei welchen Patienten müssen Sie mit einem verlangsamten venösen Rückstrom rechnen?

1 ▷ **Nennen Sie fünf Patientengruppen.**

Bei Patienten mit:

_____

_____

_____

_____

_____

Bei welchen Patienten müssen Sie mit Schäden der Gefäßinnenwand rechnen?

2 > Nennen Sie drei Patientengruppen.

Bei Patienten mit:

_____

_____

_____

Bei welchen Patienten müssen Sie mit einer erhöhten Gerinnungsneigung rechnen?

3 > Nennen Sie zwei Patientengruppen.

Bei Patienten mit:

_____

_____

Übung 6

Kap. 6.3

Mechanismen des venösen Rückstroms

1 > Ordnen Sie die Aussagen links den Begriffen rechts zu.

A bei jeder Muskelaktion komprimiert der Muskel die benachbarte
Vene

☐ Arterienpuls

B die Ventilebene senkt sich bei
jeder Systole, das Lumen der Vor-
höfe wird größer

☐ Muskelpumpe

C bei jedem Heben und Senken des
Zwerchfells ändern sich die Drücke
im Bauch- und Thoraxraum

☐ Sogwirkung des Herzens

D jede Pulswelle übt einen Druck auf
die benachbarte Vene aus

☐ Druck- und Sogwirkung der Atmung

2 > **Begründen Sie folgende Aussagen.**

Kap. 6.3.3

a) Übungen zur Pneumonieprophylaxe wie die Anwendung von Monoflow oder Triflow sind auch zur Thromboseprophylaxe geeignet.

_____

_____

_____

b) Liegen, Sitzen und Stehen sind die Positionen, die den venösen Rückfluss am wenigsten fördern.

_____

_____

_____

c) Bewegungsübungen reichen zur Thromboseprophylaxe nicht aus. Sie müssen durch Maßnahmen wie z. B. das Tragen von Antithrombosestrümpfen ergänzt werden.

_____

_____

_____

Übung 7

Kap. 6.3.5

Venen ausstreichen

Beim Ausstreichen der Venen an den Beinen muss nicht in einem Zug vom Sprunggelenk bis zur Leiste ausgestrichen werden.
Die Hände können zwischendurch abgesetzt und erneut angesetzt werden, das schadet der Effektivität nicht.

> **Begründen Sie diese Aussage.**

_____

_____

_____

_____

Übung 8

Kap. 6.3.6

Venen komprimieren

1 ▷ **Kreuzen Sie die richtigen Aussagen an.**

☐ a) Antithrombosestrümpfe und Kompressionsverbände komprimieren die Venen so effektiv, dass zusätzliche Maßnahmen wie Bewegungsübungen überflüssig werden.

☐ b) Antithrombosestrümpfe und Kompressionsverbände mit Kurzzugbinden müssen während 24 Std. getragen werden.

☐ c) Im Liegen wird der venöse Rückstrom alleine durch die Kompression von Antithrombosestrümpfen oder Kompressionsverbänden gewährleistet. Im Sitzen und Stehen reichen sie nicht aus.

☐ d) Antithrombosestrümpfe und Kompressionsverbände sind geeignet, die tiefen Beinvenen zu komprimieren und dadurch den venösen Rückfluss zu verbessern.

☐ e) Antithrombosestrümpfe und Kompressionsverbände bilden ein elastisches Widerlager für die Muskelpumpe. Die Venen werden zwischen Muskulatur und Widerlager komprimiert.

☐ f) Antithrombosestrümpfe und Kompressionsverbände müssen über Nacht abgenommen werden, um die Durchblutung nicht zu unterbinden.

2 ▷ **Erstellen Sie mithilfe der nebenstehenden Begriffe eine »Gebrauchsanleitung zum Anpassen von Antithrombosestrümpfen«.**

?

Maßband

Größentabelle

Beinlänge

dickste Stelle am Oberschenkel

Wade

Strumpfgröße

_____

_____

_____

_____

_____

_____

_____

_____

_____

Eine Alternative zum Antithrombosestrumpf ist der Pütterverband.

3 > **Ergänzen Sie den Lückentext.**

Durchführung des Pütterverbandes:

Das Sprunggelenk wird in eine _____° Stellung gebracht.

Die erste Bindentour führt von _____ nach _____. Die Ferse wird lückenlos

eingebunden, um ein _____ zu vermeiden. Am Unterschenkel folgt die Binde

der _____ des Beines. Die Binde wird mit der flachen Hand auf ____ _____

abgerollt und nur in der _____ angezogen. Von der Kniekehle ab läuft die

Binde der Beinform entsprechend nach _____ Vorher aufgetretene _____

im Verband werden nun geschlossen.

Eine _____ Binde wird _____ angewickelt. Sie verläuft von _____

nach _____.

4 > **Nach dem Anlegen eines Pütterverbandes sind regelmäßige Kontrollen durchzuführen, um Komplikationen frühzeitig zu erkennen.**

Komplikationen können sein:

Ernsthaftes Wehwehchen ≅ _____

Gefühlspanne ≅ _____

Hämorrhagische Verknappung ≅ _____

Bindemittelfurche ≅ _____

Eingeschränkte Fingerfertigkeit der Artverwandten ≅ _____

Übung 9

Kap. 6

Fallbeispiel

Herr Augustin ist Bewohner in Ihrem Seniorenheim. Er ist nun bereits 82 Jahre alt, trotz seiner Körpergröße von nur 1,63 m ist er eine stattliche Erscheinung, denn er bringt 93 kg auf die Waage.

Nun ist Herr Augustin gestürzt und muss wohl oder übel für mehrere Wochen das Bett hüten. An selbstständiges Aufstehen ist nicht zu denken, sein rechtes Knie hat eine üble Prellung abbekommen.

Zum Glück ist Herr Augustin sonst gesund. Da Herr Augustin aber unter einer ausgeprägten Varikosis leidet, denken Sie sogleich auch an Thrombosegefahr.

Mithilfe der »Autar-Skala« möchten Sie deshalb bei Herrn Augustin die Thrombosegefährdung einschätzen.

Für die »Autar-Skala« müssen Sie auch den BM-Index errechnen:

1 > **Nennen Sie die Rechenformel:**

_____

2 > **Errechnen Sie den BM-Index:**

BM-I ≅ _____

3 > **Bestimmen Sie anhand der »Autar-Skala« und der Daten aus dem Fallbeispiel den Grad der Thrombosegefährdung bei Herrn Augustin.**

Anhang

Sie ermitteln _____ Punkte.

Übung 10

Diskussion

Die intermittierende pneumatische Kompression (IPK) zur Thromboembolieprophylaxe wird in Deutschland nur zögerlich eingeführt, dabei spricht einiges für die Anwendung, sowohl in stationären Einrichtungen als auch Zuhause.

1 > **Was spricht für die Anwendung der IPK?**

a) _____

b) _____

c) _____

d) _____

2 > **Was muss kritisch gesehen werden?**

a) _____

b) _____

c) _____

d) _____

7   Kontrakturenprophylaxe

Übung 1

Fachbegriffe zu diesem Fachbereich

1 > Überprüfen Sie Ihr Wissen anhand eines Kreuzworträtsels.

1 degenerative Gelenkerkrankung
2 durch Stoffwechselerkrankung bedingte Gelenkentzündung
3 Drehbewegung
4 Beugung
5 Übergewicht
6 durch Kontraktur beeinträchtigte Gewebestrukturen in Gelenken
7 Streckkontraktur im Sprunggelenk
8 Gelenkflüssigkeit
9 Drehung einer Extremität nach außen
10 Schwinden der Muskelmasse infolge von Immobilität

2 > Übersetzen Sie.

Abduktion   –   _____

Anteversion   –   _____

Retroversion –   _____

Elevation   –   _____

Extension   –   _____

Übung 2

Kap. 7.1

Definition von Kontrakturen

1 > Ergänzen Sie die Aussagen.

Eine fibröse Kontraktur zeichnet sich aus durch:

Eine Verkürzung der _____

Eine Schrumpfung der _____

Eine Verwachsung der _____

2 > Geben Sie jeweils den deutschen Begriff der Bewegungseinschränkung an.

Kontrakturen werden nach der Fehlstellung der Gelenke benannt; demnach wird unterschieden zwischen:

Flexionskontraktur _____

Extensionskontraktur _____

Abduktionskontraktur _____

Pronationskontraktur _____

Supinationskontraktur _____

3 > Ergänzen Sie die fehlenden Begriffe.

Der Spitzfuß ist eine _____ des _____.

Bei einer Kontraktur verursacht Bewegung _____.

Bei einer Kontraktur ist die Beweglichkeit im Gelenk _____ oder ganz

_____.

Bei einer Kontraktur können verschiedene Strukturen des Gelenks betroffen sein: bei einer

fibrösen Kontraktur sind das _____, _____ und _____.

Übung 3

Kap. 7.2

Risikofaktoren für Kontrakturen

1 ▷ Ordnen Sie die nebenstehenden Krankheiten/Verletzungen zu.

a) Erkrankungen/Verletzungen der Gelenken

_____

_____

_____

?

Muskelatrophie

Multiple Sklerose

Arthritis

Kinderlähmung

Muskelriss

Arthrosen

Apoplex

Frakturen

Morbus Parkinson

b) Erkrankungen/Verletzungen des Weichteilapparats

_____

_____

_____

c) Erkrankungen des Nervensystems

_____

_____

_____

Weitere Risikofaktoren:

2 ▷ Nennen Sie die hier umschriebenen Risikofaktoren.

Bewegungsbeschränkung durch Schmerzen   _____

Therapeutische Bewegungseinschränkung   _____

Dekubitusprophylaktische Lagerung   _____

Freiheitbeschränkende Maßnahme   _____

Übung 4

Kap. 7.3.4

Mobilität erhalten und fördern

1 ⟩ Nennen Sie vier Berufsgruppen aus dem therapeutischen Team, die Sie in der Kontrakturenprophylaxe unterstützen können.

2 ⟩ Nennen Sie zwei pflegerische Maßnahmen, die, vor einer Bewegungsübung angewandt, geeignet sind, die Schmerzen zu lindern.

3 ⟩ Wieweit dürfen kontrahierte Gelenke bei Bewegungsübungen bewegt werden?

4 ⟩ Woran erkennen Sie, wie sehr ein Patient durch Bewegungsübungen belastet wird?

5 ⟩ Worüber müssen Angehörige informiert sein, wenn sie als »Cotherapeuten« Bewegungsübungen übernehmen?

6 ⟩ Wie lassen sich Bewegungsübungen zeitsparend in die Pflege integrieren?

Bewegungsübungen haben positive Auswirkungen auf Muskeln, Sehnen, Bänder und Gelenk-kapsel.

7 > **Nennen Sie drei positive Auswirkungen.**

_____

_____

_____

Bewegungsübungen lassen sich steigern:

8 > **Ergänzen Sie die Aussagen.**

Bei einem vollständig immobilen Patienten wenden Sie _____ Bewegungsübun-gen an.

Bei Patienten mit noch zum Teil erhaltener Eigenmotorik empfehlen sich _____ Bewegungsübungen.

Kontrakturen gefährdete Patienten mit erhaltener Eigenmobilität können _____ Bewegungsübungen durchführen.

Besonderheiten:

9 > **Ergänzen Sie die Aussagen.**

Bei Patienten mit Schlaganfall können durch aktive Bewegungsübungen _____ ausgelöst werden.

Weichlagerung kann die Entstehung von _____ beschleunigen.

Gelenke, die nicht gebeugt werden dürfen, werden in physiologischer _____ gelagert.

Bei isometrischen Spannungsübungen wird die Muskulatur _____, die Gelenke

werden dabei _____ bewegt.

Bei isotonischen Bewegungsübungen werden die Gelenke _____.

Übung 5

Kap. 7

Fallbeispiel

Frau Krohn, 74 Jahre alt, alleinstehend, war immer eine sehr lebensbejahende Person. In ihrer Nachbarschaft unterhielt sie rege Kontakte auch mit jungen Familien. Hin und wieder betätigte sie sich auch als »Babysitter«. Mit ihren Altersgenossinnen organisierte sie Konzertbesuche, Teilnahmen an Vernissagen und Museumsbesuchen. Im Seniorenclub fungierte sie als Schriftführerin im Vorstand.

Nach einem Sturz, bei dem sich Frau Krohn eine Oberschenkelhalsfraktur zuzog, gab es Komplikationen, so dass Frau Krohn sich in ihrer Wohnung nicht mehr selbst versorgen konnte. Schweren Herzens stimmte sie der Aufnahme in »Ihr« Alten- und Pflegeheim zu.

Obwohl die direkten Sturz- und Operationsfolgen nun fast vollständig überwunden sind, stellen Sie bei Frau Krohn eine Immobilität fest, die Sie auf eine resignative Haltung zurückführen. Schon in den letzten Wochen haben Sie beobachtet, dass Frau Krohn sich fast nur noch in ihrem Zimmer aufhält und dort entweder in ihrem Sessel sitzt oder im Bett liegt.

Nun bemerken Sie bei Frau Krohn eindeutige Anzeichen von beginnenden Kontrakturen in den Knie- und Hüftgelenken. Wenn Frau Krohn ein paar Schritte durch ihr Zimmer tut, richtet sie sich gar nicht mehr richtig auf. Sie geht gebückt und schlurfend.

In geplanten Pflegeschritten wollen Sie die Situation von Frau Krohn verbessern.

1 ▷ **Zuerst listen Sie die Ressourcen auf, die Sie bei Frau Krohn feststellen können.**

_____

_____

_____

_____

2 ▷ **Nun nennen Sie die Pflegeprobleme, die sich aus dem Fallbeispiel ergeben und benennen Sie die Ursachen.**

_____

_____

_____

_____

_____

_____

3 > Erstellen Sie eine Hierarchie der Pflegeprobleme, indem Sie den bei Aufgabe 2 genannten Problemen eine Reihenfolge geben (1, 2, 3 usw.).

4 > Erstellen Sie jetzt zu jedem Pflegeproblem ein Fernziel, dass Sie in ca. einem halben Jahr erreichen können.

_____

_____

_____

_____

_____

_____

_____

5 > Entwickeln Sie aus den Fernzielen jeweils das Nahziel, dass Sie als erstes verwirklichen möchten.

_____

_____

_____

_____

_____

_____

_____

6 ⟩ Erarbeiten Sie zum Schluss zu jedem Nahziel Pflegemaßnahmen.

_____

_____

_____

_____

_____

_____

_____

_____

_____

_____

_____

Übung 6

Diskussion

Maßnahmen zur Kontrakturenprophylaxe werden heute auch kritisch diskutiert: *„Die Übersichtsarbeiten aus der Kontrakturenprophylaxe haben gezeigt, dass die bekannten Maßnahmen ineffektiv und zum Teil sogar schädlich sind"* (S. Huhn, Die Schwester Der Pfleger 54. Jahrg. 9/15).

1 ⟩ Welche Möglichkeiten haben Sie, mit z. B. solchen (s. o.) Einschätzungen umzugehen?

a) _____

b) _____

c) _____

d) _____

2 ⟩ Was ist zu tun, um Schädigungen durch kontrakturprophylaktische Maßnahmen zu vermeiden?

a) _____

b) _____

c) _____

d) _____

8 Sturzprophylaxe

Übung 1

Kap. 8

Fachbegriffe zu diesem Fachbereich

1 ▷ Überprüfen Sie Ihr Wissen anhand eines Kreuzworträtsels.

1 Rückbildung, Schwund z. B. von Muskulatur
2 Verminderung des Knochengewebes
3 Circulus …
4 Fremdwort für „notwendig"
5 degenerative Gelenkserkrankung
6 Übersetzung für „Pus"
7 pathologischer Knochenvorsprung
8 Unterernährung, Mangelentwicklung
9 Erschlaffung, inkomplette Lähmung

2 ▷ Übersetzen Sie.

Osteomalazie   – _____

Hallux valgus   – _____

Zerebrale Ischämie   – _____

Antihypertensiva   – _____

Protektor   – _____

Orthostase Syndrom   – _____

Übung 2

Kap. 8.1

Ursachen für eine Sturzgefährdung

Wenn ältere Menschen häufig stürzen, liegt eine krankheitsbedingte Störung vor.

1 ▷ **Nennen Sie zu jeder Störung mindestens zwei ursächlich infrage kommende Erkrankungen.**

a) Beeinträchtigung des Bewegungsapparates

_____   _____

b) Neurologische Ausfälle

_____   _____

c) Herz-, Kreislauferkrankungen

_____   _____

d) Sehstörungen

_____   _____

e) Bewusstseinsstörungen

_____   _____

2 ▷ **Kreuzen Sie die richtige Antwort an.**

In stationären Einrichtungen stürzen statistisch gesehen in der Altersgruppe der über 65-Jährigen einmal pro Jahr

☐ a) bis zu 25 % der Patienten bzw. Bewohner

☐ b) bis zu 50 % der Patienten bzw. Bewohner

☐ c) über 50 % der Patienten bzw. Bewohner

3 > **Ergänzen Sie den Teufelskreis der Sturzgefährdung.**

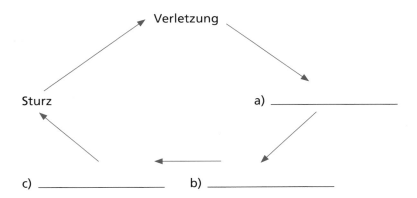

Verletzung

Sturz

a) _____

c) _____   b) _____

Wie wird der »Teufelskreis« in der medizinisch/pflegerischen Fachsprache genannt?

4 > **Kreuzen Sie die richtige Antwort an.**

☐ a) Circulus daemoniensis

☐ b) Circulus diabolicus

☐ c) Circulus vitiosus

☐ d) Circulus satanicus

Auch Medikamente können die Sturzgefahr erhöhen.

5 > **Nennen Sie vier Medikamentengruppen.**

_____   _____

_____   _____

Die Umgebungsgestaltung hat für die Sturzprophylaxe große Bedeutung.

6 > **Nennen Sie zu jedem Umgebungsaspekt mehrere Kriterien, die zur Sturzgefährdung beitragen.**

a) Beschaffenheit der Verkehrswege

_____

_____

_____

_____

b) Lichtverhältnisse

_____

_____

_____

_____

c) Kleidung

_____

_____

_____

_____

d) Hilfsmittel

_____

_____

_____

_____

Häufig wird die Sturzgefahr durch unbedachtes pflegerisches Verhalten gefördert.

7 > **Ordnen Sie zu.**

1. Stress und Zeitdruck   a) nicht erreichbare Klingel

2. Immobilisierung   b) fehlende Informationen

                    wird erzeugt durch
3. Verunsicherung   c) Ungeduld

4. Hilflosigkeit   d) eingeschränkter Bewegungsradius

1. → ____

2. → ____

3. → ____

4. → ____

Übung 3

Kap. 8.3

Mobilität erhalten

Durch andauernde Bewegungseinschränkung oder gar Bettlägerigkeit entstehen Risikofaktoren für Stürze.

▷ **Sortieren Sie aus den Angaben im Kasten die Risikofaktoren für Stürze aus.**

Risikofaktoren

☐ 1 Muskelatrophie	☐ 5 Kontrakturen
☐ 2 Ödeme	☐ 6 Kreislaufstörungen
☐ 3 Gefäßsklerose	☐ 7 Hyperglykämie
☐ 4 Hypertonie	☐ 8 Gleichgewichtsstörungen

Übung 4

Kap. 8.3

Hilfsmittel zur Sturzprophylaxe

Kleine Hilfen haben oft große Wirkung.

▷ **Kreuzen Sie die richtigen Aussagen an.**

☐ a) Die Wege im Zimmer sollten mit Läufern und Teppichbrücken ausgelegt sein.

☐ b) Schuhe sollten eine flache Sohle ohne Absatz haben.

☐ c) Bei Patienten mit schlurfendem Gang ist eine gleitfähige Schuhsohle sinnvoll.

☐ d) Patienten, die nachts aufstehen, können Socken mit Anti-Rutsch-Sohlen tragen.

☐ e) Gehhilfen sind nachts aus dem Zimmer zu nehmen, da sie zum Aufstehen verleiten.

☐ f) Durch geeignete Inkontinenzversorgung kann das nächtliche Aufstehen umgangen werden.

☐ g) Auf Teppichboden oder Fußbodenheizung ist gegen Barfußlaufen nichts einzuwenden.

☐ h) Schuhe sollten einen kleinen Absatz oder eine Keilsohle haben.

Übung 5

Kap. 8.3

Bestimmte Medikamente erhöhen die Sturzgefahr.

▢▷ **Ermitteln Sie die Medikamente mithilfe der vorgegebenen Silben.**

an, cho, da, en, hy, hyp, ka, ka, ka, la, ma, ni, no, per, phar, psy, se, ti, ti, ti, to, va, xan, zi

_____   _____

_____   _____

_____

Übung 6

Kap. 8.3

Sturzdokumentation

Zur Sturzanalyse muss jedes Sturzgeschehen dokumentiert werden.

▢1▷ **Benennen Sie die zu dokumentierenden Punkte mithilfe des Lateins für Abientes.**

a) Punktum temporis   – _____

b) Locus lapsus   – _____

c) Aktio ante lapso   – _____

d) Status animi et korpore   – _____

e) Cursus lapsus   – _____

f) Aktio Curatoris ante lapso – _____

▢2▷ **Beschreiben Sie die Zimmerausstattung bei der »Bodenpflege«. Benutzen Sie zur Beschreibung die nebenstehenden Begriffe.**

▢?▢

Bettstatt gebildet

Boden belegt

Pflegenest gebaut

leer geräumt

_____

_____

_____

_____

_____

_____

Übung 7

Kap. 8

Fallbeispiel

Frau Hinz war zeit ihres Lebens ein lebenszugewandter aktiver Mensch. Bis noch vor ihrem Unfall ging sie regelmäßig samstags zum Tanztee. Im Sommer liebte sie es, Wandertouren mit dem Eifelverein zu unternehmen. Mit ihren 72 Jahren war sie fit wie manch Jüngere nicht.

Der Unfall hat Frau Hinz für mehr als ein halbes Jahr ans Bett gefesselt. Die Knochenbrüche sind gut verheilt, aber durch die lange Zeit im Gipsbett und der Strecke hat sich ihre Muskulatur soweit zurückgebildet, dass sie nun im Rollstuhl sitzen muss. Da sie alleinstehend ist, kommt sie zu Ihnen ins Altenheim.

Frau Hinz hat sich zum Ziel gesetzt, bereits im nächsten Jahr wieder an einer Wandertour teilzunehmen.

Frau Hinz verlangt von Ihnen, dass Sie ihr dabei helfen.

Am 1. Juli haben sie gemeinsam mit Frau Hinz ein »Generalziel« festgelegt:

»Frau Hinz kann in einem Jahr erfolgreich an einer fünftägigen Wandertour mit Tagesstrecken bis zu 5 km teilnehmen.«

1 ⟩ Gliedern Sie den Jahreszeitraum in weitere Fernziele, die Sie gemeinsam mit Frau Hinz nacheinander erreichen wollen.

_____

_____

_____

_____

_____

2 ⟩ Formulieren Sie für Ihr erstes Fernziel konkrete Nahziele.

_____

_____

_____

_____

_____

_____

3 > Nennen Sie Motivations-Strategien, mit denen Sie möglichen Rückschlägen im Pflege-
prozess begegnen können.

_____

_____

_____

_____

_____

_____

Übung 8

Diskussion

Es werden viele Ursachen für eine Sturzgefährdung besonders von alten Menschen in Alten-
und Pflegeheimen diskutiert.
These: Die Ursache für Stürze ist in den meisten Fällen beim Pflegepersonal zu suchen.

1 > Nennen Sie Argumente, die diese These unterstützen.

a) _____

b) _____

c) _____

d) _____

2 > Nennen Sie Argumente, die diese These entkräften.

a) _____

b) _____

c) _____

d) _____

9   Infektionsprophylaxe

Übung 1

Fachbegriffe zu diesem Fachbereich

1 ▷ Überprüfen Sie Ihr Wissen anhand eines Kreuzworträtsels.

1 Kleinstlebewesen
2 angesteckt
3 Verfahren zur Beseitigung aller Erreger
4 einen Patienten abschirmen
5 im Krankenhaus erworben
6 Tätigkeitsfeld in Krankenhäusern und Seniorenheimen
7 Verfahren zur Erregerreduzierung
8 einfache, aber effektive Hygienemaßnahme
9 Schutz vor Infektion

2 ▷ Übersetzen Sie.

Transiente Keime   –   _____

Toxizität   –   _____

fungizid   –   _____

Sporen   –   _____

Kohortenisolation   –   _____

Übung 2

Infektionswege

Infektionswege können durch folgende Maßnahmen unterbrochen werden.

1 > **Ergänzen Sie die fehlenden Vokale.**

a) hygnschs Vrhltn _____

b) Sbrkt nd Rngng _____

c) Dsnfktn _____

d) Strlstn _____

e) sltn _____

2 > **Ergänzen Sie die Grafik.**

d _ _ _ _ _ _ _ Infektionsweg   i _ _ _ _ _ _ _ _ _ Infektionsweg

Infektions _ _ _ _ _ _ _

_ _ _ _ _ _ _ _ _ pforte ──────────▶ belebte und unbelebte

_ _ _ _ _ _ _ _ _ _

_ _ _ _ _ _ _ _ _ pforte

neue _ _ _ _ _ _ _ _ _ _ _ _ _ _ _ _

Übung 3

Kap. 9.2

Infektionswege unterbrechen

Hygienisches Verhalten ist das A und O der Hygiene.

1 ▷ Ergänzen Sie den Lückentext.

a) Keinen S _ _ _ u _ _ an _ ä _ _ _ _ n, U n _ _ _ _ a _ _ _ _ n und

   D _ e _ _ t _ _ _ _ _ d _ _ _ tragen.

b) F _ n _ _ _ _ _ ä _ _ _ l müssen k _ _ z und r _ _ d gefeilt sein.

c) D i _ _ _ t _ _ _ _ _ d _ _ _ muss g _ _ _ t sein, darf keine R _ _ _ h _ _,

   S t _ _ _ _ _ ä _ _ _ _ oder aufgesetzte _ a _ _ _ _ e _ haben.

d) Bei besonderer I _ _ _ k _ _ _ _ _ _ _ g _ _ _ _ _ r S c _ u _ _ s c _ _ _ _ z _ tragen.

Händewaschen ist eine einfache, aber effektive Hygienemaßnahme.

2 ▷ Kreuzen Sie die richtigen Aussagen an.

☐ a) Im Krankenhaus reicht das Händewaschen grundsätzlich aus.

☐ b) Da häufiges Händewaschen die Haut entfettet, sollte es grundsätzlich durch Tragen von
    Handschuhen ersetzt werden.

☐ c) Vor Dienstantritt und nach Dienstende müssen die Hände gewaschen werden.

☐ d) Nach dem Toilettengang oder z. B. dem Naseputzen genügt es, die Hände zu waschen.

☐ e) Hände sollten mit Seife oder Syndets aus einem Spender unter fließendem Wasser ge-
    waschen werden.

☐ f) Nach dem Händewaschen sind die Hände mit einem Einweghandtuch abzutrocknen.

Desinfektion:

3 ▷ Ergänzen Sie den Lückentext.

Desinfektion heißt, K _ _ _ _ _ auf einer F _ ä _ _ _ _ oder auf einem G _ _ _ _ _ s _ _ _ _

soweit zu r _ _ _ z _ _ _ _ _ _, dass keine I _ _ _ _ t _ _ _ _ g _ _ _ _ _ mehr besteht.

Die hygienische Händedesinfektion ist im Krankenhaus häufig angezeigt.

4 > **Sortieren Sie die Silben passend.**

a) Zum Richten von   _____ und _____
                         ti, jek, o, In, nen   si, nen, o, fu, In

b) Vor Kontakt mit   _____
                         ab, en, ge, Pa, schwäch, ten, ten, ti, wehr

c) Vor Arbeiten an   _____ und _____
                         zu, en, per, gäng, Kör   tun, lei, Ab, gen

d) Nach der Entsorgung von _____
                         ti, sen, ö, fek, in, Ma, li, en, a, ri, te

5 > **Kreuzen Sie die richtige Aussage an.**

Wann werden Hände optimal desinfiziert?

☐ a) Wenn in der sechs Schritt Methode nach EN 1500 verfahren wird.

☐ b) Wenn Pflegepersonal sich darum bemüht, ohne spezielle Methode die Hände vollständig mit Desinfektionsmittel zu benetzen.

Übung 4

Kap. 9.2

Desinfektionslösung herstellen

Wichtige Angaben auf Desinfektionsmittelflaschen sind häufig lateinisch.

1 > **Übersetzten Sie die Fachworte.**

a) bakterizid   –   _____

b) viruzid   –   _____

c) virustatisch –   _____

d) fungizid   –   _____

e) sporizid   –   _____

Fehler bei der Herstellung von Desinfektionslösungen müssen vermieden werden.

2 > **Geben Sie die richtige Reihenfolge der Rechenschritte an.**

1. → ＿＿
2. → ＿＿
3. → ＿＿
4. → ＿＿
5. → ＿＿

A   mit der gewünschten Konzentration in Prozent multiplizieren

B   errechnete Menge des Desinfektionsmittelkonzentrats von der gewünschten Gesamtmenge abziehen – ergibt notwendige Menge Wasser

C   durch 100 dividieren

D   gewünschte Menge der Desinfektionslösung in ml angeben

E   das Ergebnis ergibt die benötigte Menge des Desinfektionsmittelkonzentrats

Ein wenig Prozentrechnung muss man können.

3 > **Berechnen Sie, was Sie für 8 Liter einer 4 %igen Desinfektionsmittellösung benötigen.**

a) Berechnung des Desinfektionsmittelkonzentrats

＿＿＿＿＿＿＿＿＿＿＿＿＿＿＿＿＿＿＿＿＿   =

b) Berechnung des Wassers

Überdosierungen von Desinfektionslösungen bergen Gefahren.

4 > **Ergänzen Sie die fehlenden Vokale.**

1. Es entstehen gesundheitsschädigende D _ m p f _, die zu V _ r _ t z _ n g _ n der

   _ t _ m w _ g _ führen können.

2. Die _ b _ r f l _ c h _ n der zu desinfizierenden M _ t _ r _ _ l _ _ n können beschädigt

   werden.

3. Direkter H _ _ t k _ n t _ k t mit der benetzten Fl _ c h _ kann zu V _ r _ t z _ n g _ n

   der H _ _ t führen.

Um eine exakte Dosierung zu erleichtern, gibt es Hilfsmittel.

5 > **Nennen Sie vier.**

_____

_____

_____

_____

Unterdosierungen von Desinfektionslösungen bergen Gefahren.

6 > **Ergänzen Sie die fehlenden Vokale.**

a) P _ t h _ g _ n _ K _ _ m _ werden nicht abgetötet, es besteht weiterhin

_ n f _ k t _ _ n s g _ f _ h r.

b) Pathogene Keime kommen in K _ n t _ k t mit dem D _ s _ n f _ k t _ _ n s m _ t t _ l,

ohne abgetötet zu werden. Sie können r _ s _ s t _ n t werden.

Übung 5

Kap. 9.2.4

Sterilisation

Sie müssen Sterilgut beim Empfang kontrollieren.

1 > **Ergänzen Sie die Aussagen mithilfe der vorgegebenen Silben.**

a) Ist die _____ _____?
    ckung, be, digt, pa, schä, ver

b) Ist der _____ eindeutig _____ verfärbt?
    di, dun, fen, in, ka, kel, ons, strei, ti

c) Ist das _____ oder das _____ angegeben?
    Ab, da, da, lauf, li, ons, ri, sa, ste, ti, tum, tum

2 > **Ergänzen Sie die Vokale.**

Sterilisiert wird in _ _ t _ k l _ v _ n in der Z _ n t r _ l s t _ r _ l _ s _ t _ _ n.

An die Lagerung von Sterilgut sind besondere Ansprüche zu stellen.

3 > **Sortieren Sie die nebenstehenden Begriffe in die Sätze ein.**   [?]

a) Sterilgut wird _____, _____ und _____ in einem

    geschlossenen _____ oder _____ gelagert.

b) Das frische Sterilgut wird _____ das _____ einsortiert.

c) Offene _____ vermeiden, z. B. den _____ Verbandwagen nutzen.

d) Nicht _____ _____ nicht ins _____ zurückbringen.

Lager
kühl
Regal
hinter
trocken
Zwischenlagerung
verbrauchtes
geschlossenen
Sterilgut
staubfrei
Schrank
ältere

4 > Geben Sie die richtige Reihenfolge an.

1. → ____	A Sterilgutverpackung öffnen
2. → ____	B sterile Unterlage ausbreiten
3. → ____	C Arbeitsfläche desinfizieren
4. → ____	D Sterilgut aus der Verpackung auf die sterile Unterlage fallen lassen
5. → ____	E Hände desinfizieren

Übung 6

Kap. 9.2.4

Isolation

Isolation ist eine effektive Maßnahme, Infektionswege zu unterbrechen.

1 ⟩ Sortieren Sie die Aussagen A–H dem jeweils zutreffenden Begriff zu.

a) Standardisolierung _____ _____

b) Strikte Isolierung _____ _____

c) Umkehrisolierung _____ _____

d) Kohortenisolierung _____ _____

A Wird häufig bei Epidemien angewandt, wenn viele Patienten mit der gleichen Infektionskrankheit aufgenommen werden müssen.

B Der Patient wird vor den Krankheitserregern der Umgebung geschützt.

C Wird bei geringem Ansteckungspotenzial durchgeführt.

D Zu den Maßnahmen der Standardisolierung müssen weitere Sicherheitsmaßnahmen beachtet werden.

E Die Isolation dient zum Schutz des abwehrgeschwächten Patienten.

F Besuch durch Angehörige ist möglich, muss aber mit dem Arzt abgesprochen werden.

G Die Unterbringung des Patienten erfolgt in einem Zimmer mit Schleuse.

H Es können mehrere Patienten mit der gleichen Infektion in einem Zimmer untergebracht werden.

2 ⟩ Ergänzen Sie die Vokale.

Die Abwehrkraft des Patienten kann gestärkt werden durch:

a) rnhrng _____

b) Mblstn _____

c) psychsch ntrsttzng _____

Übung 7

Diskussion

In den Medien und in Pflege-Fachzeitschriften wird seit Jahren auf die zunehmende Gefahr durch Antibiotika-Resistenzen hingewiesen. Pflegende, darauf angesprochen, verweisen häufig auf die alleinige Verordnungskompetenz der Ärzte.

Dies ist zwar richtig, dennoch sind Pflegende in der Verantwortung, mit ihren Mitteln, Antibiotika-Resistenzen zu vermeiden.

1 > **Auf welchen Wegen kann Pflegepersonal die Bildung von Antibiotika-Resistenzen verhindern?**

a) _____

b) _____

c) _____

d) _____

2 > **Resistenten Keimen kann nicht einmal ein Antibiotikum mehr etwas anhaben, was kann da die Pflege noch ausrichten?**

a) _____

b) _____

c) _____

d) _____

10   Zystitisprophylaxe

Übung 1

Fachbegriffe zu diesem Fachbereich

1 ▷ Überprüfen Sie Ihr Wissen anhand eines Kreuzworträtsels.

1 bei Männern Rückstau verursachende Drüse
2 volkstümlich für Entzündung
3 Teil der Körperpflege
4 häufiger Harndrang mit geringer Ausscheidung
5 häufiger Verursacher der Zystitis
6 nach Miktion in der Blase verbleibender Urin
7 schmerzhaftes Wasserlassen
8 Zystitis auslösendes Instrument in der Pflege

2 ▷ Übersetzen Sie.

Tenesmus   –   _____

Urethritis   –   _____

Aszendierend   –   _____

Deszendierend   –   _____

Obstruktiv   –   _____

Urinreflux   –   _____

Übung 2

Kap. 10.1

Entstehung einer Zystitis

In Krankenhäusern und Heimen sind nosokomiale Keime häufig die Ursache für die Zystitis.

1 ▷ Kreuzen Sie die richtigen Aussagen an.

☐ a) Nosokomiale Keime bringt der Patient durch seine Erkrankung von Zuhause mit.

☐ b) Hauptüberträger nosokomialer Keime sind die Hände des Personals.

☐ c) Nosokomiale Keime sind gegen die in der Einrichtung gebräuchlichen Desinfektionsmittel resistent geworden.

☐ d) Nosokomiale Keime werden von den Angehörigen des Patienten immer wieder neu
mitgebracht.

☐ e) Nosokomiale Keime können mit den üblichen Desinfektionsmaßnahmen erfolgreich
bekämpft werden.

☐ f) Eine Infektion mit nosokomialen Keimen erwirbt der Patient erst in der stationären
Einrichtung.

2 ▷ Übersetzen Sie.

Zystitis   – _____

Pyelonephritis   – _____

Zystoskopie   – _____

Dysurie   – _____

Funktiolaesa   – _____

Viele Faktoren können die Entstehung von Zystitiden begünstigen.

3 > **Ordnen Sie zu.**

1. Verminderte Urinausscheidung   _____   _____   _____

2. Unzureichende Intimhygiene   _____   _____   _____

3. Harnableitende Systeme   _____   _____   _____

a) Alten Menschen mit geschwächtem Allgemeinzustand gelingt es oft nicht mehr ihre Körperpflege durchzuführen.

b) Blasenverweilkatheter führen zwangsläufig innerhalb weniger Tage zur Invasion von Keimen in die Blase.

c) Alte Menschen haben häufig ein vermindertes Durstgefühl und trinken zu wenig.

d) Bei der Pflege durch Angehörige bleibt aus falsch verstandener Scham die Körperpflege unzureichend.

e) Durch Diskonnektion des geschlosssenen Urinableitungssystems wird der Infektionsschutz unterlaufen.

f) Durch die Benutzung von Inkontinenzprodukten wird das regelmäßige Waschen häufig vernachlässigt.

g) Patienten mit Fieber, Durchfällen und Erbrechen verlieren viel Flüssigkeit.

h) Durch die Irrmeinung, mittels Abklemmen des Blasenkatheters Blasentraining zu betreiben, wird ein Harnreflux erzeugt.

i) Patienten mit Herzinsuffizienz lagern Flüssigkeit besonders während des Tages als Ödeme ins Gewebe ein.

4 > **Geben Sie drei Antworten.**

Ein pathologisch hoher Restharn in der Blase kann zur Zystitis führen. Ursache für einen

erhöhten Restharn können sein: _____ ,

_____ ,

_____ .

Übung 3

Kap. 10.2

Maßnahmen zur Zystitisprophylaxe

Häufig sind es ganz einfache Vorgehensweisen, durch die eine Zystitis vermieden werden kann.

1 ▷ **Formulieren Sie zu jedem Problem ein Pflegeziel.**

a) Alten Menschen mit geschwächtem Allgemeinzustand gelingt es oft nicht mehr ihre Körperpflege durchzuführen.

_____

b) Blasenverweilkatheter führen zwangsläufig innerhalb weniger Tage zur Invasion von Keimen in der Blase.

_____

c) Alte Menschen haben häufig ein vermindertes Durstgefühl und trinken zu wenig.

_____

d) Bei der Pflege durch Angehörige bleibt aus falsch verstandener Scham die Körperpflege unzureichend.

_____

e) Durch die Benutzung von Inkontinenzprodukten wird das regelmäßige Waschen häufig vernachlässigt.

_____

f) Patienten mit Fieber, Durchfällen und Erbrechen verlieren viel Flüssigkeit.

_____

g) Patienten mit Herzinsuffizienz lagern Flüssigkeit besonders während des Tages als Ödeme ins Gewebe ein.

_____

Einerseits muss die Flüssigkeitszufuhr gesteigert werden, andererseits muss die Urinausscheidung angeregt werden:

2 > **Tragen Sie die erratenen Begriffe jeweils in das entsprechende Kreuzworträtsel ein:**

Sammelbegriff für Früchte – stangenförmiges Luxusgemüse – saftiges Baumobst – gekochtes Obst – säuerliche Dickmilch – Beeren vom Rebstock – weicher Sauermilchkäse – für ein Aufgussgetränk geeignete Teile eines bestimmten Laubbaumes

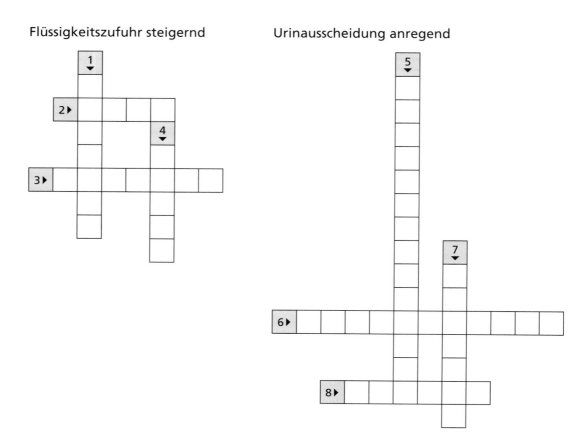

Flüssigkeitszufuhr steigernd   Urinausscheidung anregend

Jede Maßnahme, die ein transurethraler Blasenverweilkatheter überflüssig macht, verringert die Gefahr einer Zystitis.

3 > **Nennen Sie Alternativen zum transurethralen Blasenverweilkatheter.**

a) Externe Urinableitungssysteme wie _____

b) _____ Katheterisieren mit Einmalkatheter

c) Die _____ Blasendrainage

d) Auswahl geeigneter _____versorgung

Lustiges Begrifferaten

4 > **Benennen Sie die etwas kurios umschriebenen Begriffe.**

Sauberkeitsattacke unterhalb der Gürtellinie

a) _____

Beinkleid gegen Leckage

b) _____

Funktionsschulung eines elastischen Hohlorgans

c) _____

Perfusion eines Wunderknäuel-Produkts

d) _____

Schlussrechnung ex- und importierter Lösungen

e) _____

Aufbrausendes Hohlorgan

f) _____

Übung 4

Kap. 10.4

Fallbeispiel

Frau G. Zimbel leidet nach einer überstandenen gynäkologischen Operation unter einer Urininkontinenz.
Im Rahmen der Pflegeplanung haben Sie sich als erste Maßnahme das Toilettentraining als Aufgabe gestellt. Im Anschluss daran soll dann das Blasentraining erfolgen.

1 > **Nennen Sie die Maßnahmen, die Sie für das Toilettentraining planen.**

_____

_____

_____

_____

2 > Nennen Sie die Maßnahmen, die Sie für das Blasentraining planen.

_____

_____

_____

_____

_____

_____

Übung 5

Diskussion

In ca. 80 % der Fälle ist die Ursache für nosokomiale Harnwegsinfekte auf einen transurethralen Blasenkatheter zurückzuführen. Der transurethrale Dauerkatheter ist somit der Risikofaktor Nummer eins nicht nur für eine Zystitis, sondern auch für Pyelonephritis, Bakteriämie und Urosepsis.

1 > Die Langzeitanwendung eines transurethralen Blasenverweilkatheters macht jede Zystitisprophylaxe unwirksam. Warum ist das so?

_____

_____

_____

2 > Aber die Pflege verfügt ja noch über Alternativen zum transurethralen Blasenverweilkatheter:

a) _____

b) _____

c) _____

d) _____

11 Intertrigoprophylaxe

Übung 1

Kap. 11

Fachbegriffe zu diesem Fachbereich

1 > Überprüfen Sie Ihr Wissen anhand eines Kreuzworträtsels.

1 hautschädigender Stoff im Urin
2 oberflächlicher, nässender Hautschaden
3 mit Eiter gefüllte Bläschen
4 Intertrigo
5 Pilzinfektion
6 der Haut verlorene Lipide zurückgeben
7 Einrisse in Haut und Schleimhaut
8 übermäßiges Schwitzen
9 hautschädigender Stoff im Urin
10 zusätzliche Infektion, meist bakteriell

2 > Übersetzen Sie.

Hautmazeration   – _____

Ubiquitäre Keime   – _____

pathogen   – _____

pH-Wert   – _____

85

Übung 2

Kap. 11

Entstehung der Intertrigo

Intertrigo entsteht an typischen Stellen wie in Bauchfalten, Analfalte usw.

1 > **Erläutern Sie den Entstehungsmechanismus.**

_____

_____

_____

_____

_____

Erste Anzeichen sind häufig vier der klassischen fünf Entzündungszeichen.

2 > **Nennen Sie diese vier Entzündungszeichen (die Functio laesa – Funktionsstörung kommt praktisch nicht in Betracht).**

deutsch   lateinisch

_____   _____

_____   _____

_____   _____

_____   _____

Eine Intertrigo ist eine ausgeprägte Schädigung der Haut.

3 > **Ergänzen Sie folgenden Lückentext durch die nebenstehenden Begriffe.**

[?]

Mykosen

Schmerz

Infektionszeichen

Juckreiz

bakterielle

nässende

Fissuren

mazeriert

Die Haut ist _____, es bilden sich _____.

Lokale _____ treten auf. Manchmal auch weißliche Beläge durch _____.

Durch _____ Superinfektionen entstehen _____ Hauterosionen und Pusteln.

Der Patient klagt über _____ und brennenden _____.

Übung 3

Kap. 11.1

Risikofaktoren für Intertrigo

Hyperhydrosis stellt einen Risikofaktor dar.

1 > Nennen Sie vier Krankheiten oder Krankheitssymptome, die mit einer Hyperhydrosis einhergehen.

_____   _____

_____   _____

2 > Erläutern Sie, wie es durch vermehrtes Schwitzen zur Intertrigo kommen kann. Benutzen Sie dazu die nebenstehenden Begriffe.

_____

_____   ?

_____   Schweiß

_____   Haufalten

_____   Körperwärme

_____   Feuchtwarmes
                                                         Milieu
_____
                                                         Pilze und Bakterien
_____
                                                         Infektionen
_____

_____

_____

_____

Inkontinente Patienten sind besonders intertrigogefährdet.

3 > Kreuzen Sie die richtigen Aussagen an.

☐ a) Urin enthält immer viele Bakterien, die bei Harninkontinenz zu Infektionen der Haut führen.

☐ b) Urin enthält verschiedene Abbauprodukte, z. B. Ammoniak und Harnstoff, die die Haut schädigen können.

☐ c) Bei Stuhlinkontinenz sind es die Darmbakterien, die die Haut schädigen.

☐ d) Bei Stuhlinkontinenz kann die Haut durch Verdauungsenzyme geschädigt werden.

Falsche Hautpflege kann einer Intertrigo Vorschub leisten.

4 > **Ergänzen Sie die folgenden Aussagen. Benutzen Sie die vorgegebenen Begriffe.**

Austrocknung – pH-Wert – Säureschutzmantel – Infektionen – Entfettung – allergische

Häufige, zu lange oder zu warme Bäder zerstören den _____ der Haut.

Badezusätze, besonders alkalische oder parfümierte Seifen verschieben den _____

der Haut und fördern _____ und _____.

Chemische Zusätze in Pflegemitteln, Hautschutzsprays und -cremes fördern _____

Hautreaktionen, die Ausgangsbasis für _____ sein können.

Übung 4

Kap. 11.2

Maßnahmen zur Intertrigoprophylaxe

Die Hautatmung soll ermöglicht werden.

1 > **Kreuzen Sie die richtigen Aussagen an.**

☐ a) Damit keine Feuchtigkeit an die Haut gelangt, erhält der Patient einen transurethralen Blasenkatheter.

☐ b) Unterwäsche aus Polyester oder ähnlichen Geweben werden bevorzugt, sie können Schweißbildung reduzieren.

☐ c) Wenn eine Inkontinenzversorgung notwendig ist, sollte solche ohne Plastikfolie verwendet werden.

☐ d) Bei adipösen Patienten verbessern in die Bauchfalten eingelegte, saugfähige Leinenstreifen die Hautatmung.

☐ e) Bei beginnender Intertrigo kann eine Fettsalbe die Haut schützen.

☐ f) Auf Salben, Cremes und Sprays sollte möglichst verzichtet werden, da sie die Haut zusätzlich belasten können.

Die Hautpflege soll ermöglicht werden.

2 > **Begründen Sie die Aussagen.**

a) Es werden kühle Abwaschungen durchgeführt.

Warum? _____

_____

_____

b) Es wird ausschließlich mit Wasser gewaschen, Reinigungsmittel werden nur bei groben Verunreinigungen zugesetzt.

Warum? _____

_____

_____

c) Besondere Sorgfalt ist auf das Abtrocknen zu legen.

Warum? _____

_____

_____

d) Zum Abtrocknen wird mit dem Handtuch getupft, nicht gerieben.

Warum? _____

_____

_____

e) Die Bekleidung des Patienten muss atmungsaktiv sein und Körperschweiß aufnehmen können.

Warum? _____

_____

_____

Was ist falsch? Was ist richtig?

3 > **Kreuzen Sie an.**

	falsch	richtig
a) Deodorant wird zur Schweißreduktion benutzt.	☐	☐
b) Rückfettung ist bei trockener Haut sinnvoll.	☐	☐
c) Wasser in Öl Emulsion ist geeignet.	☐	☐
d) Alkalifreie Seife schädigt die Haut.	☐	☐
e) Desinfizierende Hautpflegemittel sind ungeeignet.	☐	☐
f) Ätherische Öle können zur Hautpflege benutzt werden.	☐	☐
g) Alle als »hautfreundlich« deklarierte Mittel sind geeignet.	☐	☐
h) Ausgiebige Vollbäder schädigen das Hautmilieu.	☐	☐
i) Zur Schweißaufnahme sind Baumwollgewebe geeignet.	☐	☐
j) Patienteneigene Pflegemittel sind grundsätzlich ungeeignet.	☐	☐
k) Öl in Wasser Emulsionen verbessern die Hautatmung.	☐	☐
l) Zitronensäure im Waschwasser verbessert den Säureschutz.	☐	☐
m) Synthetikgewebe ist pflegeleicht und deshalb geeignet.	☐	☐
n) Der Patient soll seine Liegeposition häufig wechseln.	☐	☐
o) Mulltupfer sind zum absorbieren von Schweiß in Hautfalten besonders geeignet.	☐	☐

Übung 5

Fallbeispiel

Frau Johannis ist 62 Jahre alt und adipös. Mit hohem Fieber unklarer Genes (Werte zwischen 39 °C und 40 °C) wurde sie auf Ihre Station eingewiesen. Frau Johannis ist bettlägerig. Aufgrund der starken Schweißbildung, der Bettlägerigkeit und der Fettleibigkeit besonders am Körperstamm, befürchten Sie die Entwicklung einer Intertrigo.

Neben all den anderen Pflegemaßnahmen, die bei Frau Johannis notwendig sind, nehmen Sie auch die Intertrigoprophylaxe in Ihre Pflegeplanung auf.

1 ⟩ **Zuerst formulieren Sie das Pflegeproblem.**

_____

_____

_____

_____

_____

_____

_____

2 ⟩ **Im zweiten Schritt nennen Sie Ihre Pflegeziele.**

_____

_____

_____

_____

_____

_____

_____

3 ⟩ Nun listen Sie die notwendigen Pflegemaßnahmen auf.

_____

_____

_____

_____

_____

_____

_____

_____

_____

_____

4 ⟩ Nennen Sie kurz potenzielle Probleme, die Sie bei Frau Johannis erwarten; geben Sie auch Gründe an.

_____

_____

_____

_____

_____

_____

_____

_____

_____

Übung 6

Diskussion

Für die Hautpflege und den Hautschutz gibt es auf dem Markt viele Produkte mit unterschiedlichsten Rezepturen und Applikationsformen. Leider sind für kaum ein Produkt aussagekräftige wissenschaftliche Untersuchungen zu finden. Somit findet man auch keine eindeutigen Empfehlungen für das eine oder andere Mittel.

1 > Wenn es keine eindeutigen Empfehlungen gibt, wie kann die Pflege dennoch wirksame und jeweils geeignete Hautschutz- und Pflegeprodukte finden?

a) _____

b) _____

c) _____

d) _____

2 > Sollte es nicht möglich sein, im kleinen stationsbezogenen Rahmen eigene „Studien" zu Pflegeprodukten zu erstellen?

_____

_____

_____

12   Malnutritionsprophylaxe

 Übung 1

Kap. 12

Fachbegriffe zu diesem Fachbereich

1 ⟩ Überprüfen Sie Ihr Wissen anhand eines Kreuzworträtsels.

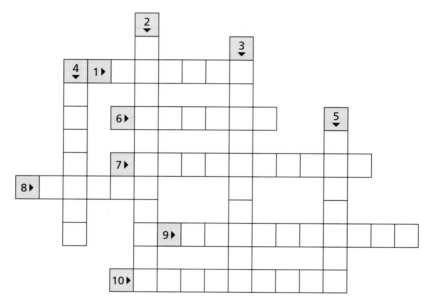

1 freiwillig das Essen einschränken
2 Nahrungsbestand-teile
3 Instrument zur künstlichen Ernäh-rung
4 Summe der zur Ernährung genutzten Speisen
5 Jemanden infor-mieren, z. B. über Ernährungs-fragen
6 Verlangen nach Speise
7 Pyrosis
8 Verlangen nach Trank
9 Beschaffenheit von Speisen
10 jemanden mit Nah-rung versorgen

2 ⟩ Übersetzen Sie.

Nutrition   – _____

Alimentation – _____

Dysphagie   – _____

Malabsorption – _____

Adipositas   – _____

Übung 2

Kap. 12.1

Ursachen für Mangelernährung

1 ▷ Ergänzen Sie den Lückentext mithilfe der nebenstehenden Begriffe.

a) z. B. bei Armut: unzureichende _____ mit Nahrung

?

Schluckstörung

b) z. B. bei alleinstehenden, gebrechlichen Menschen: unzureichende _____ von

einseitige

Nahrungs-
verweigerung

Nahrung

c) z. B. aus Protest: _____

Versorgung

d) z. B. bei Schlaganfall: durch _____

Ernährung

e) z. B. bei Laxantienabusus: _____ _____

Resorptionsstörung

f) z. B. bei Darmerkrankungen: _____

Verdauung

g) z. B. durch geringe Speisenvielfalt: _____ _____

Erreichbarkeit

gestörte

Um die Gefahr der Unterernährung frühzeitig zu erkennen, stellen Sie beim Erstgespräch gezielte Fragen.

2 ▷ Nennen Sie vier konkrete Fragen.

_____

_____

_____

_____

_____

_____

_____

Um die Gefahr der Unterernährung frühzeitig zu erkennen, stellen Sie bereits beim Erstgespräch gezielte Beobachtungen an.

3 ▷ Nennen Sie vier beobachtbare Hinweise auf Mangelernährung.

_____

_____

_____

_____

Manche Patienten sind in der Fähigkeit Nahrung zu sich zu nehmen eingeschränkt.

4 > Ergänzen Sie die möglichen Einschränkungen.

a) Der Patient kann die Nahrung nicht _____, da er das Besteck nicht

_____ kann.

b) Der Patient kann die Nahrung zwar aufnehmen, aber nicht ausreichend

_____.

c) Der Patient kann aufgrund eines Schlaganfalls nicht richtig _____.

5 > Kreuzen Sie die korrekten Aussagen an.

☐ a) Alte Menschen benötigen keine gehaltvolle ausgewogene Kost mehr, da der Organismus älterer Menschen nur noch wenig benötigt.

☐ b) Bei alten kranken Menschen lässt sich eine manifeste Unterernährung kaum noch beseitigen. Der Prophylaxe muss daher eine große Bedeutung beigemessen werden.

☐ c) Bei alten kranken Menschen nimmt man eine Fehlernährungsrate von ca. 60 % an.

☐ d) Die Versorgungslage ist mittlerweile in Mitteleuropa so gut, dass Unterernährung kein Thema mehr ist.

Übung 3

Kap. 12.2

Unterernährung frühzeitig erkennen

Durch Krankenbeobachtung kann ein Ernährungsdefizit bereits im Anfangsstadium erkannt werden.

> Ergänzen Sie die Aussagen.

a) Durch die Bestimmung von G_____ und G_____ kann der

_____ errechnet werden.

b) Durch die Beobachtung des Unterhautfettgewebes: Nimmt der H_____ ab,

erschlaffen die H_____?

c) Verringert sich die M_____ an Armen und Beinen; empfindet der Patient

sich zu b_____ zunehmend als Anstrengung?

Übung 4

Kap. 12.3

Maßnahmen zur Prophylaxe

Das Wissen anderer Berufsgruppen sollte sich das Pflegepersonal zunutze machen.

1 > Ergänzen Sie die Vokale zu hilfreichen Berufsgruppen.

a) _ r n _ h r _ n g s b _ r _ t _ r   d) Z _ h n _ r z t

b) D _ _ t _ s s _ s t _ n t _ n   e) K _ c h _

c) _ r g _ t h _ r _ p _ _ t _ n   f) L _ g _ p _ d _ n

In der Altenpflege wird oft das »Mini Nutritional Assessment« (MNA®) angewendet.

2 > Was kann das MNA leisten? _____

_____

3 > MNA besteht aus zwei Teilen, der _____ und der eigentlichen

_____ .

Übung 5

Kap. 12

Fallbeispiel

Frau Gabriel lebte schon mehrere Jahre im Altenheim mit ihrem Ehemann, bis zu seinem Tod, zusammen.

Sie haben das Gefühl, dass Frau Gabriel aufgrund des Trauerprozesses zu wenig isst. Da Frau Gabriel sowieso eher schlank ist, befürchten Sie, dass sie in eine Unterernährung hineingerät.

1 > Nennen Sie Maßnahmen zur Überprüfung der Nahrungsaufnahme bei Frau Gabriel.

_____

_____

_____

_____

_____

2 > Nennen Sie Maßnahmen zur Früherkennung einer Unterernährung bei Frau Gabriel.

_____

_____

_____

_____

_____

In der akuten Trauerphase wird Frau Gabriel sich nicht mit Fragen der richtigen und ausreichenden Ernährung befassen wollen.

3 > Nennen Sie Maßnahmen, die dennoch geeignet sind, eine Mangelernährung größeren Ausmaßes zu verhindern.

_____

_____

_____

_____

_____

Nachdem die Trauerarbeit bei Frau Gabriel Erfolge zeigt, wird es notwendig werden, auch das Thema Ernährung anzugehen.

4 > Nennen Sie Maßnahmen, die geeignet sind, eine ausreichende und gute Ernährung bei Frau Gabriel zu gewährleisten.

_____

_____

_____

_____

_____

_____

Übung 6

Diskussion

Mangelernährung besonders in Langzeitpflegeeinrichtungen ist kein unbekanntes Phänomen. Dennoch macht sich das Pflegepersonal im Pflegealltag zu wenig Gedanken darüber, warum Patienten zu wenig essen und trinken. Sind Pflegepersonen zu wenig sensibel oder fehlen ihnen die Kenntnisse?

1 > **Wie ist das mit Ihnen? Welche Situationen im Leben der Heimbewohner lässt Sie u. A. auch an die Gefahr einer Mangelernährung denken?**

a) _____

b) _____

c) _____

d) _____

2 > **Sollte das Pflegepersonal tatsächlich nicht die Zeit erübrigen können, sich ganz individuell mit dem Problem der Mangelernährung bei den betroffenen Bewohnern auseinanderzusetzen, dann müssen andere Lösungen gefunden werden.**

a) _____

b) _____

c) _____

d) _____

13 Obstipationsprophylaxe

Kap. 13

📖 **Übung 1**

Fachbegriffe zu diesem Fachbereich

1 ▷ Überprüfen Sie Ihr Wissen anhand eines Kreuzworträtsels.

1 Abführmittelmiss-
   brauch
2 Sonderkost
3 Bewegung eines
   Bauchorgans
4 Austrocknung
5 „Darmlähmung"
6 Verlust dieses Ele-
   ments führt zur
   Darmlähmung
7 Nahrung auf-
   nehmen
8 Scheu über etwas
   zu reden
9 Maßnahme zur
   Darmmobilisie-
   rung
10 Darmentleerung
11 unverdauliche
   Nahrungsbe-
   standteile

2 ▷ **Erläutern Sie; was sind:**

Darmpolypen? – _____

Bauchpresse? – _____

Defäkation? – _____

Exkremente? – _____

Übung 2

Kap. 13.1

Ursachen für Obstipationen

▷ Nennen Sie zu unten aufgeführten Ursachen jeweils mind. zwei Beispiele.

a) Exsikkose

_____

_____

b) Bewegungsmangel

_____

_____

c) Kostumstellung

_____

_____

d) Reduzierte Bauchpresse

_____

_____

Übung 3

Kap. 13.1

Obstipation durch Laxanzienabusus

Bei chronischer Laxanzienanwendung kommt es durch häufige dünnflüssige Stühle zu Wasserverlust (Exsikkose) und Elektrolytverlust (hauptsächlich Kaliumverlust). Wie kommt es dadurch zur Obstipation?

▷ Machen Sie zwei Angaben.

_____

_____

_____

_____

Übung 4

Kap. 13.1

Maßnahmen zur Obstipationsprophylaxe

Ausgewogene Ernährung ist das Zauberwort. Aber was heißt das konkret?

1 > Machen Sie zwei Angaben, welche Bestandteile in der Ernährung zur Obstipationspro-
phylaxe nicht fehlen dürfen.

_____

_____

_____

_____

Nicht nur das was gegessen wird ist wichtig, sondern auch wie gegessen wird.

2 > Machen Sie drei Angaben, zum »Wie« der richtigen Nahrungsaufnahme.

_____

_____

_____

_____

Auch mit speziellen Getränken kann die Verdauung angeregt werden.

3 > Kreuzen Sie die vollständig richtige Antwort an.

Verdauungsfördernde Getränke sind:

☐ a) 1, 3, 5

☐ b) 2, 4, 6

☐ c) 3, 7, 9

☐ d) 4, 8, 9

1 Gemüsesäfte	2 Milch	3 Kefir
4 Bier	5 Schafgarbentee	6 Schwarztee
7 Buttermilch	8 Bärentrauben-Blätter-Tee	
9 Obstsäfte		

Aus zahlreichen zellulosehaltigen Nahrungsmitteln kann ausgewählt werden.

4 > **Erstellen Sie mithilfe des Silbenrätsels eine Empfehlungsliste für Ihre Patienten.**

brot, cken, cken, e, fer, flo, ha, klei, korn, lat, lein, men, obst, sa, sa, tro, voll, wei, zen

a) Gericht mit rohem Gemüse und Dressing   _____

b) Backwerk mit ganzen Körnern   _____

c) Durch Wasserentzug konservierte Früchte   _____

d) Ölhaltige Saat einer Faserpflanze   _____

e) Abfallprodukt bei der Mehlherstellung   _____

f) Geröstete und zerquetschte Getreidekörner   _____

5 > **Kreuzen Sie die richtigen Aussagen an.**

☐ a) Bei zellulosereicher Kost muss der Patient besonders viel trinken.

☐ b) Zellulosereiche Kost wirkt bei reduzierter Flüssigkeitsaufnahme obstipierend.

☐ c) Zelluloseanteile der Kost können Nervenzellen der Darmwand zur Förderung der Darmperistaltik anregen.

☐ d) Zellulosereiche Kost sorgt für eine gute Darmfüllung und regt dadurch den Darm zur vermehrten Peristaltik an.

☐ e) Zellulosereiche Kost füllt den Darm und erschwert dadurch die Darmperistaltik.

☐ f) Zellulosereiche Kost belastet den Organismus, weil es Ballast für den Körper ist.

Übung 5

Kap. 13.2.7

Scham und Intimsphäre

Im Zusammenhang mit Ausscheidungsvorgängen wird häufig das Thema »Intimsphäre« aktuell.

1 > **Kreuzen Sie die richtigen Antworten an.**

☐ a) Mit Intimsphäre ist ausschließlich der Genitalbereich der Patienten gemeint.

☐ b) Als Patient im Krankenhaus verliert der Mensch den Schutz der Intimsphäre.

☐ c) Das Recht auf die persönliche Intimsphäre ist durch das Grundgesetz geschützt.

☐ d) Der in der Menschenwürde geschützte Wert gebietet den Schutz der Intimsphäre.

Manchen Patienten gelingt es eher, den Stuhldrang zu unterdrücken, als ihr Schamgefühl zu überwinden.

Wie kann solchen Patienten ganz praktisch geholfen werden?

2 > **Machen Sie vier Angaben.**

_____

_____

_____

_____

Zur Förderung der Darmmotorik wird ggf. eine leichte Darmmassage empfohlen.

3 > **Beschreiben Sie den Verlauf der Darmmassage (wo beginnt sie, wie geht's weiter, wo endet sie).**

_____

_____

_____

Übung 6

Kap. 13

Fallbeispiel

Frau Busch ist 76 Jahre alt, nach der Operation ihrer Leistenhernie stellte sich bei ihr noch eine tiefe Beinvenenthrombose ein.

Eigentlich sollte Frau Busch schon mit der Mobilisation beginnen, besonders weil sie bis dato noch keinen Stuhlgang hatte. Durch die Thrombose ist sie nun weiterhin bettlägerig.

Die Bettlägerigkeit macht Frau Busch sehr zu schaffen. Besondere Probleme hat sie bei der Benutzung des Steckbeckens. Als die beiden Mitpatientinnen einmal nicht im Zimmer waren, vertraute Frau Busch Ihnen an, dass sie sich sehr schämen würde, das Steckbecken benutzen zu müssen. Sie hätte schon große Angst davor, wenn sich der Stuhlgang nicht mehr herauszögern ließe.

In geplanten Pflegeschritten wollen Sie die Situation von Frau Busch verbessern.

1 > **Zuerst listen Sie die Ressourcen auf, die Sie bei Frau Busch feststellen können.**

_____

_____

_____

2 ⟩ Nun nennen Sie die Pflegeprobleme, die sich aus dem Fallbeispiel ergeben und benennen die Ursachen.

_____

_____

_____

_____

_____

_____

3 ⟩ Entwickeln Sie aus den Pflegeproblemen Nahziele.

_____

_____

_____

_____

_____

_____

4 ⟩ Erarbeiten Sie jetzt zu jedem Pflegeziel Pflegemaßnahmen.

_____

_____

_____

_____

_____

_____

_____

_____

Übung 7

Diskussion

„Herr XY soll sich nicht so haben, er muss sich wie jeder andere an die Bettpfanne gewöhnen. Je schneller, desto besser. Er wird noch einige Zeit im Bett bleiben müssen. Wo kommen wir da hin, wenn wir ihn jedes Mal zu dritt aus dem Bett in den Toilettenstuhl hieven und in die Toilette schieben sollen. Soviel Zeit haben wir nicht, wir haben schließlich auch noch anderes zu tun!"

▷ **Was entgegnen Sie?**

_____

_____

_____

_____

_____

14 Dehydratationsprophylaxe

Übung 1

Kap. 14

Fachbegriffe zu diesem Fachbereich

1 ⟩ Überprüfen Sie Ihr Wissen anhand eines Kreuzworträtsels.

1 Austrocknung
2 außerhalb von Zellen
3 Bewusstlosigkeit
4 röhrenförmiges Instrument
5 Ableitung von Flüssigkeit
6 niedrige Spannung
7 verminderte Urinausscheidung
8 hoch gespannt
9 Nierenbeckenentzündung
10 Mal nach Sturz
11 Schweizer Sagenheld
12 innerhalb von Zellen
13 kein Urin
14 Angst

2 ⟩ Ordnen Sie zu.

Isotone Dehydratation: _____

Hypertone Dehydratation: _____

Hypotone Dehydratation: _____

A Polyurie bei Diabetes mellitus oder Diabetes insipidus

B Überinfusion mit wässrigen Lösungen

C Erbrechen, Durchfall, Blutverlust

Übung 2

Kap. 14.1

Krankenbeobachtung

1 > **Ergänzen Sie die Aussagen.**

Bei Dehydratation:

a) ist die Spannung und Elastizität der Haut _____

b) sind alle Schleimhäute _____

c) besonders an den Mundschleimhäuten findet man _____

d) die Urinausscheidung verändert sich, es kommt zur _____

e) das spezifische Gewicht des Urins beträgt mehr als _____

2 > **Ordnen Sie zu.**

In der Folge einer Dehydratation können Bewusstseinsstörungen auftreten.

a) Quantitative Bewusstseinsstörungen: — — — —

b) Qualitative Bewusstseinsstörungen: — — — —

A Benommenheit	E Konzentrationsstörungen
B Orientierungsstörungen	F Somnolenz
C Halluzinationen	G Sopor
D Koma	H Denkstörungen

Übung 3

Kap. 14.1

Dehydratation fördernde Umstände

▷ Begründen Sie die Aussagen.

a) Alte Menschen trinken häufig nur wenig, weil:

_____

b) Patienten mit einer Harninkontinenz trinken wenig, weil:

_____

c) Patienten mit Schluckstörungen trinken wenig, weil:

_____

d) Patienten mit eine Laxanzientherapie entwickeln schnell eine Exsikkose, weil:

_____

e) Patienten mit schlecht eingestelltem Diabetes mellitus neigen zur Exsikkose, weil:

_____

Übung 4

Kap. 14.2

Flüssigkeitsbilanzierung

1 ▷ Ordnen Sie zu.

a) Ausgeglichene Bilanz   ____   A die Einfuhr übersteigt die Ausfuhr

b) Positive Bilanz   ____   B die Ausfuhr übersteigt die Einfuhr

c) Negative Bilanz   ____   C die Einfuhr entspricht der Ausfuhr

Flüssigkeitsbilanzierung ist die Erfassung aller Flüssigkeiten, die innerhalb einer bestimmten Zeit aufgenommen und ausgeschieden werden.

2 > **Benennen Sie die einzelnen Flüssigkeitsarten.**

a) Flüssigkeitsaufnahme

Dazu gehört nicht nur das Getrunkene, sondern auch:

_____

_____

_____

_____

b) Flüssigkeitsausscheidung

Dazu gehört nicht nur die Urinmenge, sondern auch:

_____

_____

_____

_____

_____

3 > **Angestrebte Flüssigkeitszufuhr bei ausgeglichener Bilanz.**

a) Säuglinge _____   d) Erwachsene bis 55 J. _____

b) Kinder bis 10 J. _____   e) Senioren _____

c) Jugendliche bis 19 J. _____

Übung 5

Kap. 14.3

Maßnahmen zur Dehydratationsprophylaxe

Anzeichen einer Dehydratation müssen frühzeitig erkannt werden. Was beobachten Sie beim Patienten?

1 > **Lösen Sie das Silbenrätsel.**

Wie und wo kann ein Flüssigkeitsdefizit erkannt werden?

be, bi, flüs, ge, ge, häu, keits, kör, kreis, la, lanz, lauf, me, pa,
per, ra, schleim, seins, sig, te, ter, wicht, wusst

_____

_____

_____

_____

_____

Besteht beim Patienten eine Abneigung gegen das Trinken, können andere flüssigkeitshaltige Lebensmittel angeboten werden.

2 > **Wählen Sie die besonders flüssigkeitshaltigen Nahrungsmittel aus.**

A Gurke   B Beeren

C Obst   D Reis

E Spargel   F Kompott

G Tomate   H Pudding   — — — — — — —

I Brot   J Melone

K Salate   L Braten

Übung 6

Fallbeispiel

Herr Meisel ist 76 Jahre alt. Weil er zeitweilig verwirrt erscheint, beauftragt seine Tochter, die sich um den alten Herrn kümmert und in der Nachbarschaft wohnt, Ihren ambulanten Dienst. Sie sollen Herrn Meisel bei der Morgen- und Abendtoilette behilflich sein.

Bei der ersten Kontaktaufnahme mit Herrn Meisel fällt Ihnen unter anderem seine sehr trockene und schlaffe Haut auf. Sie haben gleich den Verdacht, dass Herr Meisel exsikkiert ist.

Sie wollen sich Gewissheit verschaffen, ob Ihr Verdacht der Exsikkose zutrifft.

1 ▷ Nennen Sie zwei Maßnahmen, mit denen Sie Ihren Verdacht überprüfen können.

_____

_____

Ihr Verdacht wurde bestätigt: Herr Meisel vergisst schlichtweg zu trinken. Sie wollen erreichen, dass er dennoch genügend trinkt.

2 ▷ Formulieren Sie ein entsprechendes Nahziel.

_____

_____

_____

_____

3 ▷ Nennen Sie Maßnahmen, mit denen Sie dieses Nahziel erreichen können.

_____

_____

_____

_____

Sie haben Erfolg. Herr Meisel nimmt nun genügend Flüssigkeit zu sich. Seine Verwirrtheit ist verschwunden. Jetzt fühlt sich Herr Meisel allerdings gegängelt und äußert, selbst für sich sorgen zu können.

4 ▷ **Formulieren Sie ein neues Nahziel, mit dem einerseits der Wunsch von Herrn Meisel nach Selbstständigkeit, andererseits auch die Notwendigkeit genügend Flüssigkeit aufzunehmen berücksichtigt wird.**

_____

_____

_____

_____

_____

5 ▷ **Nennen Sie Maßnahmen, mit denen Sie das Ziel erreichen können.**

_____

_____

_____

_____

_____

6 ▷ **Nennen Sie Maßnahmen, mit denen der Erfolg auf Dauer sichergestellt wird.**

_____

_____

_____

_____

_____

Übung 7

Diskussion

Unter dem Namen TrinkTracker wird zurzeit ein „intelligenter Trinkbecher" getestet. Der mit einer Sensorik ausgestattete Trinkbecher erfasst und protokolliert automatisch die getrunkene Flüssigkeitsmenge per Funksignal auf den Stationscomputer. Das System errechnet die notwendige Trinkmenge und weist auf Trinkdefizite hin. Mithilfe des Smartphones oder eines Tablets soll der TrinkTracker auch für die häusliche Pflege geeignet sein.

Reflektieren Sie den Nutzen einen solchen EDV-gestützten Trinkassistenten

1 ▷ Pro:

_____

_____

_____

_____

2 ▷ Kontra:

_____

_____

_____

_____

15 Desorientierungsprophylaxe

Übung 1

Kap. 15

Fachbegriffe zu diesem Fachbereich

1 ▷ Überprüfen Sie Ihr Wissen anhand eines Kreuzworträtsels.

1 Sinnestäuschung
2 dramatischer Lebenseinschnitt
3 ischämische Organnekrose
4 C_2H_5OH Missbrauch
5 verwirrt
6 Fähigkeit, sich zurecht zu finden
7 Verwirrung
8 im Denken gestört
9 Angriff

2 ▷ Ergänzen Sie die Vokale um die Symptome zu erhalten.

Strngn dr Whrnhmng   _____

Gdchtnsstrngn   _____

Dnkstrngn   _____

Hllzntnn   _____

Übung 2

Kap. 15.1

Ursachen der akuten Desorientiertheit

1 > **Ergänzen Sie den Lückentext.**

Desorientiertheit entsteht:

a) Besonders bei älteren Menschen durch L __ b __ __ __ k __ __ __ __ __ __ oder

   auch durch D __ __ y __ __ __ t __ __ __ __ __

b) Durch Vergiftung bei: A __ __ __ __ __ m __ t t __ __ ü __ __ __ __ o __ __ __ __ __ __ __ __,

   A __ __ o __ __ __ m __ __ __ __ r __ __ __ __ und D __ __ g __ __ k __ __ s __ __

c) Durch Stoffwechselstörungen wie: __ i __ b __ __ __ __ __ m __ l l __ __ __ __ und

   N __ __ r __ __ v __ __ __ __ __ __ n

d) Durch zerebrale Minderdurchblutung bei: __ y __ __ t __ __ __ __ und

   H __ __ z __ __ s __ __ __ i __ __ __ __ __

Desorientiertheit kann in den unterschiedlichsten Symptomen auftreten.

2 > **Ordnen Sie zu.**

Der Patient:

Vergesslichkeit	A findet den Weg zur Toilette nicht

a) __ __ __

B hält Verabredungen (in 10 Min. im Bad) nicht ein

C erkennt Personen nicht wieder

D erlebt die jahreszeitlichen Zyklen nicht

Örtlich desorientiert

b) __ __ __

E kommt Aufforderungen nicht nach

F hat keinen Bezug zu den Tagesabläufen

G kann nicht sagen, wo er sich befindet

Zeitlich desorientiert

c) __ __ __

H führt begonnene Sätze nicht zu Ende

I verirrt sich

Übung 3

Kap. 15.3

Krisenmanagement bei akuter Desorientiertheit

Krisenbearbeitung ist eine Kunst, die gelernt sein will.

1 > Kreuzen Sie die richtigen Aussagen an.

☐ a) Krisenbearbeitung richtet sich nach dem momentanen Befinden des Patienten; das Vorgehen muss daher immer ad hoc festgelegt werden.

☐ b) Krisenbearbeitung ist eine Aufgabe des gesamten therapeutischen Teams.

☐ c) Krisenbearbeitung ist eine erfüllende Pflegeaufgabe, die es dem Pflegepersonal leichter macht, seine übrigen Aufgaben zu erfüllen.

☐ d) Krisenbearbeitung kann die Bezugspflegekraft am besten alleine durchführen.

☐ e) Krisenbearbeitung ist eine komplexe Aufgabe, die geplant und abgesprochen werden muss.

☐ f) Krisenbearbeitung bedeutet zusätzliche auch psychische Belastungen für alle Beteiligten. Die Möglichkeit der Supervision sollte unbedingt gegeben sein.

Eine intensive Auseinandersetzung mit seiner Krise kann beim Patienten auch negative Verhaltensweisen auslösen.

2 > Ergänzen Sie die fehlenden Vokale (auch Umlaute).

Wt _____

Aggrssvtt _____

Trr _____

Vrwrrng _____

Dprssvtt _____

Die äußeren Gegebenheiten haben einen oft unterschätzten Einfluss auf ein Krisengespräch.

3 > Nennen Sie Möglichkeiten der positiven Situationsgestaltung.

_____   _____

_____   _____

Einige Pflegefehler, die im Umgang mit Patienten in Lebenskrisen häufig gemacht werden.

4 ⟩ **Sortieren Sie die durcheinander geratenen Sätze.**

a) unbewusst versuchen Mitarbeiter verharmlosen zu oft Lebenskrisen überforderte zu

_____

_____

b) Aktionismus gehen dem indem Hilflose dem aus Weg Problem in sich flüchten blinden Pflegepersonen sie

_____

_____

c) versuchen Mitarbeiter indem diese leugnen Ratlose Krisenbearbeitung umgehen sie zu die

_____

_____

d) neigen Lösungen dazu Patienten Mitarbeiter vorzugeben fertige dem Unsensible

_____

_____

Häufig verharmlosen überforderte Mitarbeiter die Lebenskrise. Folgende Aussagen sind typische Beispiele.

5 ⟩ **Formulieren Sie die vorgegebenen negativen Sätze so um, dass sie dem Patienten Ihre Empathie signalisieren.**

a) So schlimm wird es schon nicht werden.

_____

b) So wie Sie gebaut sind, schaffen Sie das mit links.

_____

c) Es wird nichts so heiß gegessen, wie es gekocht wird.

_____

Übung 4

Kap. 15.3

Orientierung fördernde Maßnahmen

In den folgenden Buchstabenwürmern fehlt jeweils jeder dritte Buchstabe.

1 > Setzen Sie die fehlenden Buchstaben und entwirren Sie die Buchstabenwürmer, so erhalten Sie in einem Satz konkrete Maßnahmen zur Förderung der Orientierung.

a) Br_ll_un_Hö_ge_ät_in_in_rd_un_

_____

b) Di_Uh_de_Pa_ie_te_ge_tr_ch_ig_nd_er_al_nd_rz_ig_da_ko_re_te_at_m

_____

c) Ne_es_er_on_lu_dn_ue_it_rb_it_rw_rd_nv_rg_st_ll_

_____

d) Pa_ie_te_ni_ht_er_eg_ns_nd_rn_nd_rg_wo_nt_nU_ge_un_la_se_

_____

2 > Finden Sie die gesuchten Begriffe mithilfe der Silben.

a) intensiv patientenzentrierte
   Pflegekraft

Be, ge, per, pfle, son, zugs

_____

b) für den Patienten oft Angst
   auslösendes Erlebnis im Krankenhaus

ti, O, on, pe, ra,

_____

c) sie sind unbedingt zu wahren, um beim
   Patienten das Gefühl von Entmündigung
   und Wehrlosigkeit zu vermeiden

keits, lich, Per, rech, sön, te

_____

Damit der Patient sich in allen Bereichen orientieren kann, benötigt er ggf. Hilfestellung.

3 > Nennen Sie vier Möglichkeiten.

_____   _____

_____   _____

Übung 5

Fallbeispiel

Herr Langhans ist 91 Jahre alt, vor zwei Wochen hat er seine Frau verloren. Nach 70 Jahren Ehe fehlt ihm nun ein tragender Teil seines Lebens. In seiner Wohnung findet sich Herr Langhans nicht mehr zurecht, sodass er im Alten- und Pflegeheim untergebracht wurde.

Herr Langhans hat sich ganz zurückgezogen, verlässt sein Zimmer nicht und redet mit niemandem, auch nicht mit dem Pflegepersonal.

1 > Formulieren Sie zwei aktuelle Pflegeprobleme.

2 > Formulieren Sie zu jedem Pflegeprobleme je drei aufeinander folgende Nahziele.

Übung 6

Diskussion

Es wird behauptet, dass für die Betreuung und Pflege alter Menschen in stationären Einrichtungen ein Bezugspflegesystem für den Erhalt u. A. der sozialen, personalen, zeitlichen und örtlichen Orientierung unabdingbar ist.

1 ▷ Begründen Sie den Vorteil eines Bezugspflegesystems für den von Desorientierung bedrohten Bewohner.

a) _____

b) _____

c) _____

d) _____

2 ▷ Welche Vorteile für den von Desorientierung bedrohten Bewohner hat das Funktionspflegesystem?

a) _____

b) _____

c) _____

d) _____

16 Deprivationsprophylaxe

 Übung 1

Kap. 16

Fachbegriffe zu diesem Fachbereich

1 ▷ Überprüfen Sie Ihr Wissen anhand eines Kreuzworträtsels.

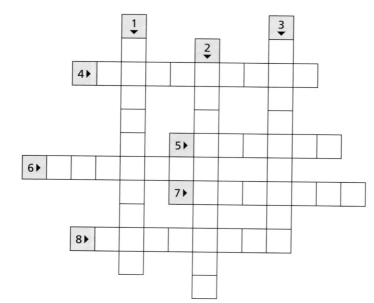

1 eine Affektstörung
2 Angriff
3 nach dem persönlichen Gefühl
4 Mangel an Anregung
5 Normen
6 Physiotherapeutische Maßnahme auch zur Entspannung
7 ungewöhnlich, bizarr
8 mit dem Verstand

2 ▷ Übersetzen Sie.

emotional   – _____

Retardierung   – _____

kongruent   – _____

Stereotypien   – _____

Stimulation   – _____

taktil   – _____

Pantomime   – _____

Übung 2

Kap. 16

Ursache und klinisches Erscheinungsbild

In der sensorischen Deprivation wirken sich fehlende Sinneseindrücke aus.

1 ⟩ Ordnen Sie die nebenstehenden Ausdrücke den unterschiedlichen Sinnen zu.

a) Tastsinn _____

b) Geruchssinn _____

c) Geschmackssinn _____

d) Sehen _____

e) Hören _____

f) Gleichgewichtssinn _____

⟨?⟩

gustatorisch

visuell

haptisch

vestibulär

auditiv

olfaktorisch

Soziale Deprivation führt zu Verhalten, das die Pflege sehr erschweren kann.

2 ⟩ Ordnen Sie die Wortteile so, dass neue sinnvolle Begriffe entstehen.

a) Kontaktbrödlertum   d) Eigensucht   _____ _____

b) Streitideen   e) Rücksinn   _____ _____

c) Verfolgungsarmut   f) Starrzug   _____ _____

3 ⟩ Kreuzen Sie die richtigen Aussagen an.

Der Patient verbindet anhaltende Deprivation mit für ihn negativen Gefühlen.

☐ a) Gefühl, die Situation durch gesteigerte Aktivitäten ändern zu müssen

☐ b) Gefühl der Gefühllosigkeit und Leere

☐ c) Gefühl, sich anderen anvertrauen und um Hilfe bitten zu müssen

☐ d) Gefühl, teilweise gestorben zu sein

☐ e) Gefühl in einem anderen Körper zu sein

☐ f) Gefühl, die eigenen Körpergrenzen zu verlieren

4 > **Kreuzen Sie die richtigen Aussagen an.**

Für die Pflege wird das Empfinden des Patienten sichtbar als:

☐ a) aggressive Einforderung seiner Rechte

☐ b) krankhaftes Bemühen, seine Umgebung zu verändern

☐ c) Kommunikationsverweigerung, Schweigen

☐ d) stereotype Bewegungen

☐ e) Wunsch zu sterben

☐ f) Symptome einer Manie

5 > **Ergänzen Sie die fehlenden Vokale:**

Sensorische Deprivation entsteht z. B. durch R _ _ z _ r m _ t

durch Fehlen von S _ n n _ s _ _ n d r _ c k _ _

durch Mangel an k _ r p _ r l _ c h _ r Z _ w _ n d _ n g

In Pflegeeinrichtungen ist Deprivation oft systemimmanent.

6 > **Ergänzen Sie die Aussagen mithilfe des Silbenrätsels.**

a) Es fehlen häufig _____.

en, fen, hil, o, ri, rungs, tie

b) Vorgegebene Strukturen berücksichtigen nicht die _____ des Patienten.

hei, ge, ten, wohn

c) Aus vorgegebenem Zeitmangel fehlt häufig die Möglichkeit zur _____.

ni, on, kom, ti, mu, ka

7 > **Ergänzen Sie die Vokale.**

Risikogruppen sind Menschen, die Gefahr laufen, sich zu isolieren, z. B. aufgrund von:

a) snsrschn nschrnkngn _____

b) Mblttsnschrnkngn _____

c) Vrwrrthtszstndn _____

d) Kntktprblmn _____

e) psychschn und mtnln Vrndrngn _____

8 ⟩ **Ordnen Sie zu.**

a) Soziale Deprivation   ____   A   mangelndes Gefühlserleben

b) Kognitive Deprivation   ____   B   mangelnde geistige Anregung

c) Emotionale Deprivation   ____   C   mangelnde familiäre Einbindung

Übung 3

Kap. 16.3

Maßnahmen zur Deprivationsprophylaxe

Möglichkeiten, das Seh- und Hörvermögen zu optimieren.

1 ⟩ **Ergänzen Sie jeden dritten Buchstaben.**

a) *Brllnsäre* kontrollieren

_____

b) *Brllngstll* nach eigenem *Gechac* wählen lassen

_____

c) *Bateie* im *Högeät* regelmäßig *ereurn*

_____

d) *Paiete* beim *Eistlln* des *Högeät* unterstützen

_____

Zur Vorbeugung der Deprivation ist die kognitive Stimulation von besonderer Bedeutung.

2 ⟩ **Ergänzen Sie den Lückentext.**

Maßnahmen zur kognitiven Stimulation sind:

a) kostenlose Verteilung von T _ _ _ _ z _ _ t _ _ _ _ _ _

b) Aufbau einer B _ _ _ i _ _ _ _ k

c) Zugang zu F _ _ _ s _ h _ _ und R _ _ _ o

d) Teilnahme am S _ _ _ o _ _ _ b _ _ r _ t

3 > **Ergänzen Sie das fehlende Wort.**

Das Ratespiel »ich sehe etwas, was du nicht siehst ...« kann zur _____
Stimulation genutzt werden.

Auch die Wahrnehmung über die Haut kann gefördert werden.

4 > **Kreuzen Sie die richtigen Aussagen an.**

☐ a) Bereits das Einreiben mit Cremes oder Lotion stellt eine taktile Stimulation dar.

☐ b) Eine passive Stimulation ist nicht möglich, der Patient muss zur aktiven Beteiligung angeleitet werden.

☐ c) Maßnahmen zur taktilen Stimulation müssen vom Pflegepersonal während der Durchführung kommentiert werden.

☐ d) Spielerisches Ertasten von verschiedenen Gegenständen ist eine geeignete taktile Stimulation.

☐ e) Für eine taktile Stimulation ist absolute Konzentration von Seiten des Patienten und der Pflegekraft nötig. Es darf nicht gesprochen werden.

☐ f) Superweichlagerung und Lagerung auf Wechseldruckmatratzen machen die taktile Stimulation überflüssig.

Durch eine gezielte Gestaltung der Räumlichkeiten und der Umgebung kann ein stimulierendes Milieu in Senioreneinrichtungen geschaffen werden.

5 > **Streichen Sie die ungeeigneten Maßnahmen.**

A	B	C	D
Wände hygienisch weiß streichen	Flure einheitlich gestalten	Bilder, Skulpturen, Wasser- und Windspiele anbringen	Kontakt mit Tieren wegen Ungeziefergefahr verbieten
E	**F**	**G**	**H**
Außenbereich übersichtlich gestalten, keine Hecken und Sträucher	Klönecken einrichten	Topfpflanzen und Blumen durch künstliche ersetzen	Gemeinschaftsräume zum Flur offen gestalten

Übung 4

Kap. 16

Fallbeispiel

Frau Jungjohann ist 82 Jahre alt. Sie war Lehrerin bis zu ihrer Pensionierung. Danach engagierte sie sich mit Passion in ihrer Gemeinde. Sie organisierte den Kirchenchor und spielte zu den Messfeiern auch die Orgel.

Mit ein paar Alterskolleginnen richtete sie einen Besuchsdienst ein. »Ihre Truppe«, wie Frau Jungjohann den Besuchsdienst nannte, besuchte alte einsame und kranke Menschen in der Gemeinde und half, wo es möglich war.

Frau Jungjohann war nie verheiratet und so gibt es keine näheren Angehörigen. Als das Laufen immer schlechter ging, Frau Jungjohann leidet unter Osteoporose, kam sie zu Ihnen in das Alten- und Pflegeheim.

Seit einiger Zeit stellen Sie fest, dass Frau Jungjohann immer stiller wird, sich von allen Aktivitäten zurückzieht und auch Symptome einer beginnenden Demenz zeigt.

Sie sind der Meinung, dass Frau Jungjohann keineswegs dement ist, sondern, dass die Deprivation, in die sie mehr und mehr gerät, Ursache ihres Zustands ist.

1 ⟩ **Als erstes listen Sie alle Ressourcen auf, über die Frau Jungjohann bei ihrem Einzug ins Alten- und Pflegeheim verfügte.**

_____

_____

_____

_____

_____

_____

_____

2 ⟩ **Wählen Sie von den Ressourcen, die Sie bei Frage 1 aufgelistet haben, die aus, die Sie für eine Deprivationsprophylaxe nutzen möchten.**

_____

_____

_____

_____

_____

_____

3 ⟩ Formulieren Sie Ziele zur Umsetzung der Deprivationsprophylaxe mithilfe der Ressourcen.

1. _____

_____

2. _____

_____

3. _____

_____

4. _____

_____

5. _____

_____

4 ⟩ Entwerfen Sie eine Zeitschiene, indem Sie das Erreichen des jeweiligen Zieles durch Eintragen (Nummer) terminieren. Die Abstände zwischen den senkrechten Markierungen geben jeweils den Zeitraum eines Monats an.

Übung 5

Diskussion

Das Altenpflegemagazin im Internet (www.altenpflegemagazin.de) bringt das ganze Dilemma der Deprivation auf den Punkt: „*Zu Tode langweilen*".

Diese Bemerkung ist sicher makaber und der Vergleich mit Langeweile hinkt gewiss, dennoch lohnt es sich darüber nachzudenken.

1 > **Warum sind die Bewohner einer normalen Pflegestation in einem Altenheim für so viele Stunden ohne sinnvolle Beschäftigung?**

a) _____

b) _____

c) _____

d) _____

2 > **Es lohnt, auch einmal weit über den Tellerrand hinauszusehen. Suchen Sie einmal nach ausgefallenen vielleicht auch auf den ersten Blick unmöglichen Möglichkeiten.**

a) _____

b) _____

c) _____

d) _____

17 Demenzprophylaxe

Kap. 17

Übung 1

Fachbegriffe zu diesem Fachbereich

1 ▷ Überprüfen Sie Ihr Wissen anhand eines Kreuzworträtsels.

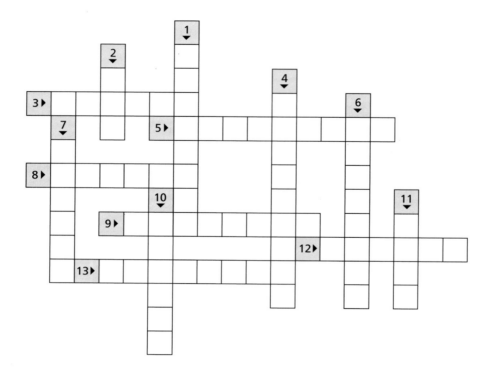

1 Nervenverbindungen
2 Gesundheitsorganisation
3 neurologisches Zentralorgan
4 sich an Vergangenes nicht mehr erinnern zu können
5 häufigste Demenzform
6 Fähigkeit sich Vergangenes ins Gedächtnis zu rufen

7 Stufe, Rang, Höhenlage
8 Anstoß, Antrieb, Reiz
9 offenkundig, deutlich
10 Gemütsbewegung, Erregung
11 Verstand
12 geistiger Abstieg
13 Mangel (plural)

2 ▷ Übersetzen Sie.

Neuron   – _____
Prävalenz   – _____
Demografischer Wandel   – _____
Hirnatrophie   – _____
Vaskuläre Demenz   – _____
Genetische Faktoren   – _____

Übung 2

Kap. 17

Ursachen und Formen der Demenz

1⟩ **Beantworten Sie die Frage mit Hilfe der Begriffe aus dem Kasten.**

Wie hängen demografischer Wandel und Häufigkeit der demenziellen Erkrankungen zusammen?

Antwort:

?|

Anteil

älter werdende Menschen

in der Gesellschaft

zunehmen

vermehrt altersbedinge Krankheiten

wie z. B. Demenz

auftreten

_____

_____

_____

_____

2⟩ **Ergänzen Sie die fehlenden Vokale.**

Man unterscheidet ca. 50 Arten demenzieller Erkrankungen. Welches sind die beiden häufigsten?

_ l z h _ _ m _ r Demenz

V _ s k _ l _ r _ Demenz

3⟩ **Ergänzen Sie den Lückentext.**

a) Aufgrund der höheren Lebenserwartung erkranken mehr _____ als

_____ an einer Demenz.

b) Bei der Alzheimer Demenz kann ein Absterben von _____ bedingt

durch krankhafte _____ablagerungen nachgewiesen werden.

c) Im fortgeschrittenen Stadium kommt es zu einer Hirn_____.

Übung 3

Klinisches Erscheinungsbild der Demenzen

1 > **Füllen Sie die Lücken mit Hilfe der vorgegebenen Umschreibungen.**

Nennen Sie die vier auffälligsten Symptomenkomplexe

a) _____störungen

b) _____störungen

c) _____störungen

d) _____störungen

> a) Bei manchen Zeitgenossen ähnelt es angeblich einem Sieb.
>
> b) Dazu benutzen wir heutzutage ein Navi.
>
> c) Pferden wird wegen ihrer Kopfgröße diese Fähigkeit zugesprochen.
>
> d) Männer unterstellen vornehmlich Frauen so ihre Entscheidungen zu treffen.

2 > **Ergänzen Sie die Lückentexte.**

Tragen Sie hier nochmals den Lösungsbegriff aus der vorherigen Frage a) ein.

a) _____

Der ergänzte Lückentext beschreibt charakteristische Symptome:

Das _____gedächtnis ist zuerst beeinträchtigt, Neues kann _____ _____ dem

_____gedächtnis zugeführt werden.

Früher _____ steht dem Erkrankten noch _____ zur
Verfügung.

Im _____ Krankheitsstadium geht auch das _____gedächtnis

verloren.

Tragen Sie hier nochmals den Lösungsbegriff aus der vorherigen Frage b) ein.

b) _____

Der ergänzte Lückentext beschreibt charakteristische Symptome:

Die Patienten erkennen ihre _____ nicht mehr, sie _____ sich.

Sie verlieren das Gefühl für die _____, Verabredungen können sie _____ einhalten.

Sie können sich nicht mehr situationsgerecht _____, sie sitzen z. B. am Mittagstisch

und wissen nicht, _____.

Tragen Sie hier nochmals den Lösungsbegriff aus der vorherigen Frage c) ein.

c) _____

Der ergänzte Lückentext beschreibt charakteristische Symptome:

Die Patienten benutzen im Gespräch häufig _____ und stereotype _____.

Sie sind nicht mehr in der Lage _____ zu treffen, geplantes _____ ist

ihnen nicht mehr möglich.

Sie können ihre Umwelt _____ _____ verstandesgemäß _____ (kognitives

Erfassen fehlt).

Tragen Sie hier nochmals den Lösungsbegriff aus der vorherigen Frage d) ein.

d) _____

Der ergänzte Lückentext beschreibt charakteristische Symptome:

Noch lange Zeit spürt der Patient, dass etwas mit ihm nicht stimmt, mögliche Reaktionen sind

vielfältig, z. B. _____, _____,

_____, _____

Übung 4

Kap. 17

Selbstbestimmtes Leben fördern

1 > **Füllen Sie die Lücken im Text mit Begriffen aus dem Kasten**

Wählen Sie aus.

Sprachzentrum	Synapsen	Stress	Fibrillen
Bewegungsmangel	Hippocampus	Corpus callosum	Nervenzellen

Fremdbestimmung erzeugt Stress!

Im _____ können _____ durch anhaltenden

_____ absterben.

2 > **Finden Sie die passenden Begriffe mithilfe des Silbenrätsels**

al, frei, ge, ges, gig, keit, kon, maß, men, nah, pfle, ren, so, struk, ta, tak, te, tu, zi, zü

Beispiele aus der Pflegepraxis, die das Gefühl fremdbestimmt zu sein fördern können:

a) feste _____

b) begrenzte _____

c) aufgezwungene _____

d) verminderte _____

Wie kann die Pflege selbstbestimmtes Leben, z. B. in Pflegeheimen unterstützen?

3 > **Kreuzen Sie die richtigen Antworten an**

☐ a) Persönliche Vorstellungen, Meinungen und Wünsche der Bewohner erfragen und akzeptieren.

☐ b) Dem Bewohner die Hausordnung erläutern, damit er weiß, wonach er sich richten kann.

☐ c) An Tagen mit guter Personalbesetzung den Bewohnern Aktivitäten, z. B. Singkreis anbieten.

☐ d) Dem Bewohner alle notwendigen Informationen zukommen lassen, damit er auf dieser
Basis Entscheidungen treffen kann.

☐ e) Mit dem Bewohner die Pflegeplanung besprechen und an seinen Wünschen ausrichten.

☐ f) Im Pflegeteam sinnvolle Beschäftigungsmöglichkeiten für die Bewohner überlegen.

☐ g) Den Bewohner bei der Umsetzung seiner Wünsche unterstützen.

Übung 5

Kap. 17

Schwerpunkte der Demenzprophylaxe

1 ▷ Ordnen Sie die passenden Antworten zu

Zweisprachigkeit _____

Bewegung _____

Bildung _____

Soziale Einbindung _____

Gesunde Ernährung _____

a) Tageszeitungen anbieten.

b) Ehemalige Nachbarn zum Kaffee einladen.

c) Geschichten in Dialekt vorlesen.

d) Spaziergänge durch den Garten anbieten.

e) Ein Salatbuffet gemeinsam planen und durchführen.

f) Refresher Kurs Schulenglisch/-französisch anbieten.

g) Geburtstagsparty mit den Zimmernachbarn veranstalten.

h) Zum Tanztee einladen.

i) Theater/Lesungen besuchen.

j) Kochshow ansehen, Gerichte nachkochen.

2 ▷ Machen Sie zu jedem Schwerpunkt zwei weitere Vorschläge

Zweisprachigkeit _____

_____

Bewegung _____

_____

Bildung _____

_____

Soziale Einbindung _____

_____

Gesunde Ernährung _____

_____

Übung 6

Diskussion

Ihr Heimbetreiber kann nicht nachvollziehen, warum es sinnvoll sein soll bei den doch bereits betagten Bewohnerinnen und Bewohnern Maßnahmen zur Demenzprophylaxe durchzuführen. Er meinte, diese Kosten könnte man sich doch guten Gewissens sparen.

1 > **Begründen Sie, warum es auch bei bereits betagten Menschen sinnvoll ist, Demenzprophylaxe zu betreiben.**

a) _____

b) _____

c) _____

d) _____

2 > **Entkräften Sie das Kostenargument.**

a) _____

b) _____

c) _____

d) _____

18   Gewaltprophylaxe

Übung 1

Kap. 18

Fachbegriffe zu diesem Fachbereich

1 ▷ Überprüfen Sie Ihr Wissen anhand eines Kreuzworträtsels.

1 Angriff
2 Verlustverarbeitung
3 Wahrhaftigkeit im Ausdruck
4 Gebärde
5 Hintergehung
6 Eingriff in die körperliche Integrität
7 Ergebnis der Aggression
8 Attacke
9 Enttäuschung
10 Adjektiv zu 6
11 extremst körperlich schädigen

2 ▷ Übersetzen Sie.

Körperliche Integrität   –   _____

Aggression   –   _____

Mobilitätsradius   –   _____

Ideologisch   –   _____

Indoktrinierung   –   _____

Übung 2

Kap. 18.1

Was ist Gewalt, wie entsteht Gewalt

Drei Ursachen werden gewöhnlich genannt.

1 > **Vervollständigen Sie die Abbildung.**

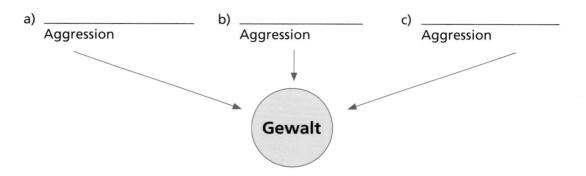

a) _____ Aggression

b) _____ Aggression

c) _____ Aggression

Gewalt

Gewalt kann sich in Misshandlungen zeigen.

2 > **Ordnen Sie zu.**

a) Körperliche Misshandlung   ____ ____

b) Psychische Misshandlung   ____ ____

c) Einschränkung des freien Willens   ____ ____

d) Eigentumsentzug   ____ ____

A Mitbenutzung von Kleidung durch andere	E Kneifen
B Einsperren	F Einschüchtern
C Bedrohen	G Überdosierung von Medikamenten
D Zahlungen vorenthalten	H Zuteilung von Zigaretten

Manchmal sind es nicht direkt Personen, von denen Gewalt ausgeht, sondern die Strukturen, die von ihnen geschaffen wurden.

3 > Kreuzen Sie die Aussagen an, die strukturelle Gewalt beschreiben.

☐ a) Es besteht Besuchsverbot der Bewohner untereinander im Altenheim.

☐ b) Die Bewohner des Altenheimes sollen die Besuche ihrer Angehörigen selber planen. Hilfestellung kann die Bezugspflegeperson geben.

☐ c) Die Bewohner des Altenheimes werden motiviert, Veranstaltungen auch außerhalb des Altenheimes zu besuchen.

☐ d) Besuche von Angehörigen sind auf Dienstag und Donnerstag zwischen 14:00 und 16:00 Uhr festgelegt und sonntags ganztägig erlaubt.

☐ e) Der Badetag für Bewohner des Altenheimes ist auf Freitag festgelegt.

☐ f) Familienfeiern können gemeinsam mit dem Altenheimbewohner im Heim stattfinden. Der Platzbedarf muss im Vorfeld mit der Heimleitung abgesprochen werden.

Dem Pflegepersonal ist oft gar nicht bewusst, dass schlechte oder gar gefährliche Pflege auch als Gewalt eingestuft werden kann.

4 > Ergänzen Sie die fehlenden Vokale.

a) Anwenden von v _ r _ lt _ t _ n oder nachweislich sch _ dl _ ch _ n Pflegemaßnahmen.

b) V _ rn _ chl _ ss _ g _ n g von _ nd _ z _ _ rt _ n Prophylaxen.

c) Nichtberücksichtigung von n _ tw _ nd _ g _ n Hyg _ _ n _ m _ ßn _ hm _ n.

d) _ nt _ rl _ ss _ n der Pfl _ g _ d _ k _ m _ nt _ t _ _ n und _ nf _ rm _ t _ _ nsw _ _ t _ rg _ b _.

e) H _ r _ _ sz _ g _ r n von n _ tw _ nd _ g _ n Pflegemaßnahmen.

Viele Medikamente haben ein aggressionsförderndes Potenzial.

5 > Nennen Sie vier Medikamente oder Medikamentengruppen.

_____   _____

_____   _____

Auch vom Patienten bzw. Bewohner können Aggressionen ausgehen.

6 > **Finden Sie mögliche Aggressionsauslöser mithilfe der Umschreibungen.**

a) Ein beunruhigendes Gefühl der Hilflosigkeit und Furcht:

_____

b) Krankheiten, die Veränderungen von z. B. Charakter und/oder Temperament eines Menschen auslösen:

_____

c) Durch maximalen Stress und Adrenalin-Ausschüttung hervorgerufene Gefühle:

_____

d) In der Suchttherapie nach Toxinentzug auftretender Zustand:

_____

e) Bei einer nach einem deutschen Arzt benannten degenerativen Alterserkrankung:

_____

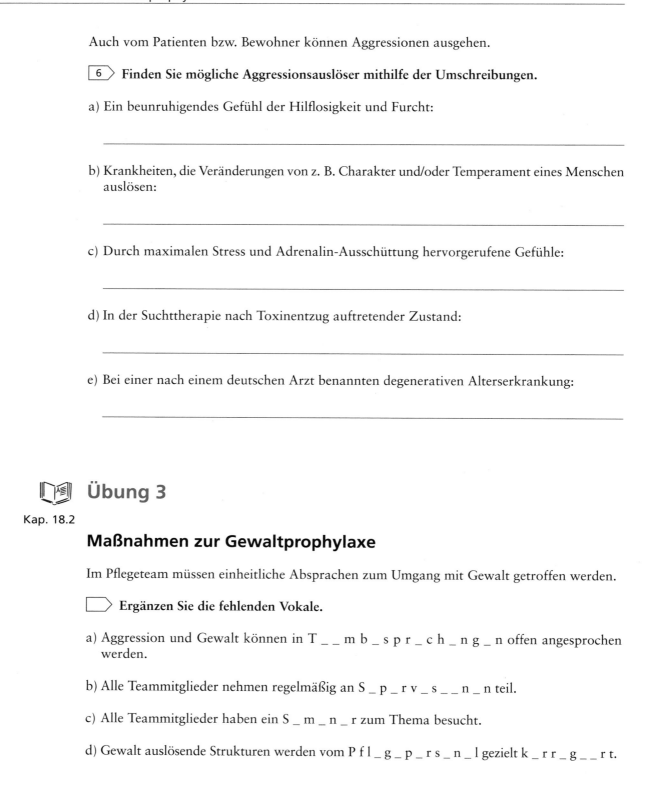

Übung 3

Kap. 18.2

Maßnahmen zur Gewaltprophylaxe

Im Pflegeteam müssen einheitliche Absprachen zum Umgang mit Gewalt getroffen werden.

> **Ergänzen Sie die fehlenden Vokale.**

a) Aggression und Gewalt können in T _ _ m b _ s p r _ c h _ n g _ n offen angesprochen werden.

b) Alle Teammitglieder nehmen regelmäßig an S _ p _ r v _ s _ _ n _ n teil.

c) Alle Teammitglieder haben ein S _ m _ n _ r zum Thema besucht.

d) Gewalt auslösende Strukturen werden vom P f l _ g _ p _ r s _ n _ l gezielt k _ r r _ g _ _ r t.

Übung 4

Kap. 18.2

Pflegerische Grundhaltung

Gewalteskalation kann durch eine professionelle Grundhaltung vermieden werden.

1 ▷ Kreuzen Sie die richtigen Aussagen an.

☐ a) Bei aggressivem Verhalten durch Patienten kann es sinnvoll sein, sein eigenes Verhalten zu reflektieren.

☐ b) Aggressives Verhalten ist kein geeignetes Mittel für pflegerische Interaktion.

☐ c) Die Ursache für aggressives Verhalten beim Patienten ist immer in der Erkrankung begründet.

☐ d) In gewissen Situationen kann aggressives Auftreten vor Gewalt seitens der Patienten schützen.

☐ e) Aggressionen sind zwar unangemessen, aber dennoch menschlich und können vorkommen.

☐ f) Ohne aggressives Auftreten, z. B. in der forensischen Pflege, wäre das Pflegepersonal den Patienten hilflos unterlegen.

Kommunikative Kompetenz ist eine wichtige Voraussetzung.

2 ▷ Ergänzen Sie die fehlenden Wörter.

a) Aktiv _____ können.

b) Nicht nur die verbale, auch die _____ Kommunikation beherrschen.

c) Sprache, Gestik, Mimik und Haltung durch _____, Echtheit und

Wahrheit zum Ausdruck bringen.

d) Sich durch _____ in das Denken und Fühlen des Patienten hineinversetzen.

e) Auch in der Kommunikation muss die Balance zwischen _____ und

_____ gewahrt werden.

f) Patienten und Angehörigen _____ entgegenbringen und sie als kom-

petente _____ akzeptieren.

Soziale Kompetenz ist eine weitere unverzichtbare Kompetenz.

3 > **Ergänzen Sie den Lückentext mit den nebenstehenden Begriffen.**

?

Wertschätzung
Nähe
Privatsphäre
Höflichkeitsregeln
kompetente
Möglichkeiten
Distanz
Grenzen

a) Allgemeine _____ sind selbstverständliche Grundvoraussetzung.

b) In jeder Situation ist die _____ des Patienten zu achten.

c) Die korrekte Balance zwischen _____ und _____ ist einzuhalten.

d) Pflegemaßnahmen sind an den _____ und _____

des Patienten auszurichten.

e) Patienten und Angehörigen _____ entgegenbringen, und sie als

_____ Partner akzeptieren.

Je desorientierter ein Patient ist, desto mehr wird nonverbale Kommunikation wichtig.

4 > **Nennen Sie Möglichkeiten nonverbaler Kommunikation.**

_____

_____

_____

5 > Desorientierte Patienten können Berührungen als _____ fehl
interpretieren.

Übung 5

Kap. 18.2

Deeskalation

Die Situation entspannen.

1 > **Kreuzen Sie die richtigen Aussagen an.**

☐ a) Dem Patienten das, was er als Waffe benutzen könnte, aus der Hand nehmen.

☐ b) Dem Patienten den Fluchtweg abschneiden, ihn in eine Zimmerecke abdrängen.

☐ c) Dem Patienten Raum geben, mindestens 1,5–2 m Abstand halten.

☐ d) Den Patienten ignorieren, ihn nicht ansehen und nicht ansprechen.

☐ e) Dem Patienten einen Rückzugsweg offen lassen, nicht den Weg versperren.

☐ f) Blickkontakt halten, Arme locker am Körper herunter hängen lassen.

Mit dem Patienten reden.

2 ▷ **Ergänzen Sie den Lückentext mithilfe der Silben.**

ber, chen, der, dis, en, fall, fe, füh, gi, ge, hö, hö, ku, le, nis, ren, ren, ren, spre, ständ, stra, te, tie, ton, ü, ver, vor, wi, wür, zu

a) In normalem _____ mit dem Patienten reden.

b) Aktives _____ praktizieren.

c) Beschimpfungen und Beleidigungen von Seiten des Patienten _____.

d) Keine _____ machen, nicht _____.

e) _____ für die _____ des Patienten signalisieren.

f) Gefühle und Meinungen des Patienten nicht _____.

g) Gemeinsam mit dem Patienten _____ entwickeln, um Aggressionen zu beherrschen.

Zur Vermeidung von Aggressionen ist ein die Persönlichkeit akzeptierender Führungsstil vonnöten.

3 ▷ **Ergänzen Sie die Aussagen mithilfe der nebenstehenden Begriffe.**

Der Führungsstil muss:

a) bei Entscheidungsprozessen _____ _____ einbeziehen

b) die _____ des jeweiligen _____ achten

c) auf _____ Wert legen

d) die _____ des Mitarbeiters berücksichtigen

?

Gegenübers

Bedürfnisse

Mitarbeiter

Kommunikations-
kultur

alle

Persönlichkeit

Die Arbeitssituation verbessern.

4 ▷ **Ergänzen Sie die fehlenden Vokale.**

a) Sich im Pflegeteam s _ l _ d _ r _ s _ _ r _ n.

b) S c h w _ _ r _ g k _ _ t _ n und P r _ b l _ m _ im P f l _ g _ t _ _ m besprechen.

c) Regelmäßig an S _ p _ r v _ s _ _ n _ n teilnehmen.

d) Schwachstellen _ b j _ k t _ v und s _ c h l _ c h aufzeigen.

e) Im Pflegeteam ein gemeinsames L _ _ t b _ l d für den Umgang mit _ g g r _ s s _ v _ t _ t erarbeiten.

Übung 6

Fallbeispiel

Schwester Conny ist eine gewissenhafte und verantwortungsbewusste Gesundheits- und Krankenschwester. Sie nimmt die Herausforderungen des pflegerischen Alltags gerne an, geht oft bis an ihre körperlichen und psychischen Grenzen. Oftmals auch darüber hinaus. Wenn Engpässe sind, springt sie selbstverständlich ein, Unzulänglichkeiten von Kollegen bügelt sie ohne viel Aufheben aus.

Als Stationsschwester übernimmt sie Verantwortung gegenüber der stets fordernden Pflegedienstleitung.

Sie erkennen, dass Schwester Conny nicht mehr lange so weiter machen kann, schon jetzt reagiert Schwester Conny in Stesssituationen ungewohnt aggressiv.

1 > **Machen Sie Vorschläge, was das Team um Schwester Conny tun kann, um die Arbeitssituation zu verbessern.**

_____

_____

_____

_____

_____

_____

_____

2 > **Was können Sie Schwester Conny empfehlen, damit sie ihr positives Ich-Gefühl wiedergewinnt?**

_____

_____

_____

_____

_____

_____

_____

3 ⟩ Damit Schwester Conny ihre Freizeit unbeschwert genießen kann und in ihrer Freizeit die Stationsarbeit aus dem Kopf bekommt, machen Sie ihr Vorschläge für die Freizeitgestaltung.

_____

_____

_____

_____

_____

_____

Übung 7

Diskussion

Hand aufs Herz. Wann haben Sie zum letzten Mal bewusst etwas für Ihre eigene Seelenpflege getan, damit Sie wieder gestärkt und mit einem positiven Ich-Gefühl an Ihre Arbeit gehen können? Was haben Sie sich gegönnt? Wie haben Sie sich gefühlt?

_____

_____

_____

19 Lösungen

Kapitel 2

Übung 1   **Kreuzworträtsel**
1. Scherkraefte
2. Exsikkose
3. Freilagerung
4. Nekrose
5. Risikofaktor
6. Angiopathie
7. Braden
8. Weichlagerung
9. Ischaemie
10. Azidose
11. Mobil
12. Hemiparese

Übersetzung
- Sich niederlegen
- Verdichten, pressen
- Flüssigkeitsansammlung im Gewebe
- Abmagerung, Auszehrung
- Druckgeschwüre

Übung 2   1. Druckeinwirkung
2. arteriellen, Ischämie
3. Gewebeazidose
4. Risikofaktoren

Übung 3   1. Urininkontinenz
Schwitzen bei Fieber
nicht abgetrocknete Hautfalten
2. arterielle Verschlusskrankheit
Diabetes mellitus
Herzinsuffizienz
3. falsches Sitzen im Bett
Herunterrutschen im Bett
Herunterrutschen vom Steckbecken
4. Kachexie
Exsikkose
Eiweiß-, Zink- und Vitaminmangel

Übung 4   **Frage** 1
1. Umschriebene Hautrötung ohne Hautschädigung, die nach Druckentlastung nicht zurückgeht
2. Oberflächliche Hautschädigungen als noch geschlossene oder bereits geöffnete Blasen.
3. Schädigung aller Gewebeschichten bis zum Knochen.
(IV) Mitbeteiligung der Knochen (Osteomyelitis).

Frage 2
Lokalisation
Gradeinteilung
Durchmesser der Hautschädigung
Wundtiefe
Wundbeläge, Nekrosen
Wundtaschen
Infektionszeichen

b, c Übung 5

Frage 1 Übung 6
1. Fähigkeit auf Schmerzen zu reagieren
2. in wieweit die Haut Feuchtigkeit ausgesetzt ist
3. Grad der Gehfähigkeit
4. Bewegungsvermögen im Bett
5. Beschreibung der Ess- und Trinkgewohnheit
6. Art der Bewegung im Bett oder Stuhl

Frage 2
a) 21 b) ca. 5

Geist 1, 5, 6 Übung 7
Psyche 4, 7, 8
Körper 2, 3, 9

1. Bettlägerigkeit, Übergewicht, Schonhaltung Übung 8
2. Hautzustand, Zusatzerkrankungen, körperlicher Zustand, geistiger Zustand, Aktivität, Beweglichkeit, Inkontinenz
3. Gibt es Bezugspersonen, z. B. Kinder, Nachbarn?
   Gibt es Umstände für die es sich lohnt, Mühen auf sich zu nehmen, z. B. Hobby, Aktivitäten in Vereinen, Aufgaben in der Familie, z. B. Enkel?

Frage 1 Übung 9
a) Es muss jederzeit genügend Pflegefachpersonal (mind. dreijährige Pflegeausbildung) zur Verfügung stehen.
b) Das Pflegefachpersonal muss über das aktuelle Wissen zur Dekubitusentstehung und Risikoeinschätzung verfügen.
c) Das Pflegefachpersonal muss über die notwendige Autorität (Stellung) verfügen, um sein Wissen umsetzen zu können.

Frage 2
a) Es muss möglich sein, die Einschätzungen des Pflegefachpersonals schriftlich zu dokumentieren.
   Z. B. Dokumentationssystem innerhalb der Pflegeplanung
b) Dem Pflegefachpersonal muss für diese zusätzliche Aufgabe ein Zeitkontingent zugebilligt werden (Freistellung von anderen Aufgaben).
c) Dem Pflegefachpersonal muss die Gelegenheit zur Fachweiterbildung gegeben werden (Seminare, Literatur usw.).

Kapitel 3

Übung 1 **Kreuzworträtsel**
1. Sputum
2. Prothese
3. Gingivitis
4. Glandula
5. Glossitis
6. Mundflora
7. Aphten
8. Gaumen
9. Borken
10. livid
11. oral
12. Fluor
13. Candidose

Übersetzung
- Schrunden
- Mundschleimhautentzündung
- Gewebe-, Schleimhautdefekt
- Mundgeruch
- Ohrspeicheldrüsenentzündung

Übung 2 **Frage** 1
1. E
2. D
3. C
4. A
5. F
6. B

Frage 2
gerötet
geschwollen
schmutzig graue
Schmerzen
Mundgeruch
Lymphknoten
Rhagaden
Aphten
Soor

Frage 3
Abwehrschwäche
Nahrungskarenz
Mundhygiene
Medikamente
Flüssigkeitszufuhr

Übung 3 a) keine orale Nahrungs- und Flüssigkeitsaufnahme, dadurch trockene Schleimhäute. Keine Kaubewegungen, daher reduzierte Sekretproduktion der Mund- und Ohrspeicheldrüsen
b) allgemeine Abwehrschwäche; Fieber fördert Exsikkose und trockene Schleimhäute
c) reduzierter Allgemeinzustand, allgemeine Abwehrschwäche, mangelnde Mundhygiene

Frage ☐1   Übung 4
b, c, e

Frage ☐2
a) Druckstellen an Zahnleisten, Verletzungen der Zunge
b) Stomatitis, Gingivitis
c) trocknen die Schleimhäute aus, zerstören die physiologische Mundflora

Frage ☐1   Übung 5
Bewusstlose Patienten, Patienten mit stark reduziertem Allgemeinzustand, Patient mit Nahrungskarenz

Frage ☐2
Entfernung von Schleim und Speiseresten aus Wangentaschen,
Befeuchtung der Mund- und Zungenschleimhaut,
Entfernung von Borken und Belägen

Frage ☐3
Mundpflegetablett
Wasserdichte Unterlage
Unsterile Einmalhandschuhe
Sputum-Auffanggefäß
Abwurfbehälter
Mulltupfer
Spülflüssigkeit
Klemme, Spatel
Lippencreme
Stablampe

Frage ☐4
a) aus ästhetischen Gründen
b) zum Eigenschutz vor Infektionen

                                                        Übung 6
Fruchtsäften
Tee
eisgekühlte
gerbend
trocknen

Frage ☐1   Übung 7
Diese Patienten kauen nicht, dadurch fehlt der Muskeldruck auf die Ohrspeicheldrüse, es fließt kein Drüsensekret, es können Keime von der Mundschleimhaut aufsteigen.

Frage ☐2
Durch die Störung der Mundflora kommt es zur Vermehrung von pathogenen Keimen. Diese können über die Ausführungsgänge in die Parotitis eindringen und zur Infektion führen.

Frage ☐3
b, c

Frage ☐4
Durch die Lutschbewegung und durch die Säure wird die Ohrspeicheldrüse zur Sekretion angeregt.

                                                        Übung 8
Frage ☐1
- Die Flüssigkeitszufuhr ist gut.
- Herr N. ist mobil.
- Herr N. hat gute Laune.
- Herr N. hat eine Bezugsperson.

Frage 2

1. Die Mundschleimhaut ist trocken, wegen des Trinkdefizites bis vor 2 Tagen.
2. Herr N. hat harte Beläge an Zunge und Gaumen, wegen Trinkdefizit und vernachlässigter Mundhygiene.
3. Herr N. hat Scheuerstellen an den Zahnleisten, wegen nicht passender Zahnprothesen.

Frage 3

1. Herr N. trinkt weiterhin 1,5 l Flüssigkeit am Tag.
2. Herr N. kann die Beläge selbstständig aufweichen und entfernen.
3. Die Zahnprothese passt wieder.

Frage 4

1. a) Herr N. hat freien Zugang zum Patienten-Getränkeschrank.
   b) Herr N. führt eine Getränke-Einfuhrliste.
   c) Die Nachtwache kontrolliert gemeinsam mit Herrn N. die Einfuhrmenge anhand der Liste.
2. Die Bezugspflegeperson leitet Herrn N. an, die Beläge mit Olivenöl aufzuweichen und mit Zungenschaber und Stieltupfer zu entfernen.
3. Die BPflP organisiert gemeinsam mit Herrn N. einen Zahnarztbesuch und klärt die Kostenübernahme.

Frage 5

Die Schweigepflicht darf nicht verletzt werden. Herr N. muss zuerst um Erlaubnis gefragt werden. Sein Einverständnis muss dokumentiert werden.

Übung 9 **Frage** 1

a) Ist der Patient orientiert, kann er das Geräusch akzeptieren oder erschreckt es ihn?
b) Verfügt der Patient über die notwendige Feinmotorik um die elektrische Zahnbürste zu handhaben?
c) Ist die Nutzung der elektrischen Zahnbürste kontraindiziert, weil der Patient unter Gingivitis, Aphten am Zahnfleisch oder empfindlichem Zahnfleisch leidet?

Frage 2

a) Die Antworten zu Frage 1 a) und b).
b) Ist die Nutzung der Munddusche kontraindiziert, weil der Patient unter einer Schluckstörung leidet?

Kapitel 4

Übung 1 **Kreuzworträtsel**

1. Speichel
2. Logopaede
3. Somnolenz
4. Epiglottis
5. Sitzposition
6. Zaepfchen
7. Pneumonie

Übersetzung

- Oberer (nasaler) Anteil des Rachens
- Speiseröhre
- Quantitative Bewusstseinsstörung (Tiefschlaf)
- Sehr starkes Erbrechen
- zurückfließen von Speisen (Aufstoßen)

- Luftröhre
- Rückfluss

Frage 1

Eindringen (Einatmen)
festen
flüssigen
Speichel, Sputum, Erbrochenes, Blut, Nahrung, Spielzeugteile

Übung 2

Frage 2

Räuspern, Husten
Panik
inspiratorische Atemgeräusche
Ersticken
nach Luft ringen

Frage 3

a) Kehldeckel
b) Lungenentzündung
c) Lungenbläschen
d) Atemgeräusche
e) Benommenheit
f) Starkes Erbrechen

Frage 4

a) Aspiration von Salzsäure und Verdauungsenzymen aus dem Magen
b) die alveolären Membranen werden geschädigt, akutes Lungenversagen, Lungenabszess
c) Schocksymptomatik, brodelnde Atmung (Lungenödem), Atemnot

Frage 5

a, c

Frage 6

a) Somnolenz
b) Sopor
c) Koma

Frage 7

a) Lokalanästhesie in Mund u. Rachen
b) Hyperemesis
c) Zungenlähmung
d) Schluckstörung
e) Bewusstseinsstörung

Frage 8

a) Räuspern
b) Husten
c) Atemgeräusche
d) Luftnot
e) Panik

Frage 1

Übung 3

b, c, e

Frage 2

Stimulation a, d
Training b, c

Frage 3
- Mit dickflüssigen Getränken beginnen
- Flüssigkeiten mit einem Löffel eingeben
- Einen Strohhalm benutzen
- Becher an der Unterlippe ansetzen, Zähne nicht berühren

Frage 4
Schlucktraining
Schluckreflex
feste
Trinkübungen

Frage 5
richtig: a, b, e, g
falsch: c, d, f, h

Übung 4   Frage 1
Ressourcen:
1. Herr J. ist bewusstseinsklar.
2. Bei Herrn J. sind die Abwehrreflexe noch intakt.
3. Herr J. kann sich verbal äußern.

Probleme:
1. Der Schluckreflex ist stark eingeschränkt.
2. Herr J. aspiriert beim Versuch zu essen oder zu trinken.
3. Speichel fließt aus dem re. Mundwinkel.

Frage 2
Ziel 1: Der Schluckreflex kann durch mechanische Reizung ausgelöst werden (2 Mon.).
Ziel 2: Herr J. beherrscht im wachen Zustand den Mundschluss (1 Mon.).
Ziel 3: Herr J. kann feste Nahrung ohne sich zu verschlucken aufnehmen (Beginn, wenn Ziel 1 erreicht ist).
Ziel 4: Herr J. kann Flüssigkeiten ohne sich zu verschlucken aufnehmen (Beginn, wenn Ziel 3 erreicht ist).

Frage 3
a) Patienten überwiegend in aufrechte Sitzposition bringen.
b) Patienten zum Liegen in Seitenlage bringen.
c) Mundpflege in aufrechter Sitzposition mit nach vorn geneigtem Kopf durchführen.
d) Mit Schlucktraining erst beginnen, wenn Schluckreflex wiederhergestellt ist.
e) Bei der Nahrungsaufnahme ist eine Pflegeperson anwesend.
f) Nach den Mahlzeiten Essenreste aus den Wangentaschen entfernen.
g) Patient bleibt nach der Nahrungsaufnahme noch 20 Minuten aufrecht sitzen.

Übung 5   Frage 1
a) Das Andickungsmittel darf die Speisen oder Getränke farblich nicht verändern.
b) Die angedickten Speisen und Getränke dürfen auch nach Kontakt mit Speichel ihre Konsistenz nicht wieder ändern.
c) Das Andickungsmittel muss gut dosierbar sein, um jeweils die gewünschte Konsistenz zu erzielen.
d) Das Andickungsmittel darf die Speisen und Getränke weder in Geschmack noch im Geruch verändern.

Frage 2
a) Der Patient/Bewohner muss speziell und sorgfältig gelagert werden (z. B. sitzend mit aufgerichtetem Oberkörper; Kopf leicht nach vorn geneigt).
b) Die Pflegeperson muss die spezielle Art der Nahrungsdarreichung bei Patienten/Bewohnern mit Schluckstörungen beherrschen.

c) Die Pflegeperson muss die Anzeichen einer Aspiration erkennen können.

d) Die Pflegeperson muss schnell und adäquat auf Verschlucken reagieren können.

Kapitel 5

Kreuzworträtsel   Übung 1

1. Hyperventilation
2. Zwerchfell
3. Aspiration
4. Triflow
5. Kutschersitz
6. Flutter
7. Inhalation
8. Inspiration
9. Sauererstoff

Übersetzung

- Ausatmung
- Das Atemvolumen das nach maximaler Einatmung ausgeatmet werden kann
- Entzündung eines Lungenlappens (Lobus)
- Von den Bronchien gebildetes Sekret mit oder ohne Krankheitswert (Sputum)
- Lungenbläschen

Lobärpneumonie   Übung 2
2, 7, 8
Bronchopneumonie
3, 6, 5
Interst. Pneumonie
1, 4, 9

Abwehrschwäche   Übung 3
Sekretstau (im Bronchialsystem)
Aspiration
Verminderte Lungenbelüftung
Absteigende Infektion

Frage ⊡1⊡   Übung 4
Austrocknung der Schleimhäute
Störung der Mundflora
Schlechte Mundpflege
Soor-Infektion

Frage ⊡2⊡
Schonatmung
Bettlägerigkeit
Hemiplegie
Bewusstseinsstörungen
Lungenerkrankungen

Frage ⊡3⊡
Infektiöse Vorerkrankung
Mangelernährung
Karzinom

Operationsbelastung
schwaches Immunsystem

Übung 5 b, d

Übung 6 **Frage** 1
Luftballon aufpusten
Blubberflasche
Wattetupfer wegpusten

Frage 2
a

Frage 3
Hyperventilation
Pneumothorax
Dyspnoe

Frage 4
Ausatmung
aufeinanderliegenden
Ausatmung
Gasaustausch
erhöht
Alveolen
größer

Frage 5
b, c

Frage 6
Herzklopfen
Herzrasen
Schwindelgefühl
Atemnot

Übung 7 VATI-Lagerung
Halbmond-Lagerung
Kutscher-Sitz
Quinke Hängelage

Übung 8 **Frage** 1
Befeuchtung
Unterstützung der Funktion
Verflüssigung

Frage 2
Dampfbad
Druckluftinhalation
Ultraschallvernebler

Frage 3
Die Kugel im Kopf des Gerätes gerät durch den Ausatmungsstrom in Schwingungen. Diese setzen sich über die Luftsäule bis in die Bronchien fort. Die Schwingungen lösen Bronchialschleim.
Durch entsprechendes Halten des Gerätes: schräg nach oben = mehr,
schräg nach unten = weniger Schwingungen

Frage ☐1   Übung 9

Präoperativ ist der Patient noch aufnahmefähig für Erklärungen und Übungen, nach der OP ist dies durch Nachkosenachwirkung und Schmerzen schwieriger.

Frage ☐2

Inhalation
Gebrauch des SMI-Trainers
Umgang mit dem Flutter
Atemübungen

Frage ☐3

a) Möglichkeit über das Internet anonym, kostengünstig, zeit- und ortsunabhängig
b) Fachkompetent betreute Kurse in Gruppen oder einzeln, zur schrittweisen Verhaltensänderung
c) Einnahme von freiverkäuflichen Nikotinpräparaten oder von rezeptpflichtigen Medikamenten zur Blockierung der Nikotin-Rezeptoren. Keine Wundermittel, nicht nebenwirkungsfrei
d) Ersetzen der positiv empfundenen Nikotinwirkung durch unangenehme Reize (riskante und überholte Methode)
e) Lösung der im Unterbewusstsein verankerten Gewohnheiten. Individuelle, entspannende Methode
f) Anregung von beruhigend wirkenden Akupunkturpunkte zur Linderung der körperlichen Entzugssymptome. Individuelle, entspannende Methode

Frage ☐1   Übung 10

a) Die Mobilität der Patienten/Bewohner zu erhalten oder wiederherzustellen.
b) Eine optimale Mundhygiene sicherstellen.
c) Für eine altersgemäße Ernährung und ausreichende Flüssigkeitszufuhr sorgen.
d) Krankenhaushygienemaßnahmen (insbesondere hygienisches Verhalten, Sauberkeit, Desinfektion) sicherstellen.

Frage ☐2

a) Die Bewohner sind im Durchschnitt älter als die Patienten in Krankenhäusern.
b) Die Immunabwehr ist bei betagten Menschen geschwächt.
c) Die Ernährungssituation der Bewohner in Alten- und Pflegeheimen ist oft prekär.
d) Das Phänomen der Deprivation („Prophylaxen in der Pflege" ▸ Kap. 16) ist stark verbreitet.

Kapitel 6

Kreuzworträtsel   Übung 1

1. Virchow
2. ATS
3. Frowein
4. Venenklappe
5. intravasal
6. Mobilisation
7. Muskelpumpe
8. Embolus
9. Thrombose
10. Paraesthesie

Übersetzung

• Kenngröße/Bezugsgröße

- Austrocknung
- Anteil aller zellulären Bestandteile im Blut
- Varizen/Krampfadern
- Erhöhte Gerinnungsneigung

Übung 2   Virchow

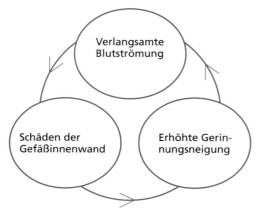

Übung 3   1. Umfangzunahme
            2. Rötung
            3. Schmerzen
            4. Parästhesien

Übung 4   noch nicht   symptome
            Gefäßwand   verwachsen   organisiert
            Emboliegefahr   geringer   keine

Übung 5   **Frage** 1
            Übergewicht
            Schwangerschaft
            Immobilität
            Diabetes mellitus
            Thrombosen in der Familienanamnese

            Frage 2
            Operationen
            Verletzungen/Unfällen
            Venenentzündung
            Sklerosierung

            Frage 3
            Medikamenteneinnahme (Kortison, Ovulationshemmer)
            Großen OPs
            Bewegungsmangel

Übung 6   **Frage** 1
            D, A, B, C

            Frage 2
            a) Sie intensivieren die Atmung. Druck- und Sogwirkung der Atmung bewirken einen verbesserten venösen Rückstrom.
            b) In diesen Positionen bewegen sich die Patienten wenig, im Stehen ist häufig die Orthostase-Reaktion gestört, im Sitzen werden häufig die Venen im Leistenbereich abgeknickt.

c) Bei Varikosis und Gewebeschwäche versagt die Muskelpumpe, es muss für die Muskelarbeit ein Widerlager geschaffen werden.

In den Beinvenen befinden sich Venenklappen, die das Zurückfließen des Blutes verhindern. **Übung 7**

Frage 1   **Übung 8**
b, c, e

Frage 2
Mit einem Maßband die Beinlänge messen, an der dicksten Stelle am Oberschenkel und der Wade jeweils den Umfang ermitteln, anhand der Größentabelle die Strumpfgröße bestimmen.

Frage 3
90 – innen – außen – Fensterödem – Kontur – der Haut – Längsrichtung – unten – Lücken – zweite – gegenläufig – außen – innen

Frage 4
Schmerzen
Sensibilitätsstörungen
Durchblutungsstörungen
Einschnürungen
Beweglichkeit der Zehen

Frage 1   **Übung 9**
Gewicht dividiert durch Körpergröße zum Quadrat (G/KG^2):

$$\frac{\text{Gewicht}}{(\text{Körpergröße})^2}$$

Frage 2
35

Frage 3
20

Frage 1   **Übung 10**
a) Im Vergleich mit Antithrombose- und Kompressionsstrümpfen einfache Handhabung.
b) Kompression individuell und dauerhaft einstellbar.
c) Mit Mehrkammer-IPK-Manschetten kann eine fortlaufende Kompression von distal nach proximal ausgeübt werden.
d) IPK-Manschetten können für den Hausgebrauch vom Arzt verschrieben werden.

Frage 2
a) Die IPK-Manschette ist eine passive Anwendung. Der Patient ist für die Zeit der Anwendung immobil.
b) Die IPK-Anwendung kann den Kreislauf belasten; mögliche Kontraindikation bei Herzinsuffizienz und Hypertonie.
c) Bei verspäteter Anwendung, z. B. bei bereits manifester, evtl. symptomloser Thrombose, besteht erhöhte Gefahr einer Lungenembolie.
d) Die IPK-Anwendung kann Nebenwirkungen haben, z. B. Nervenschädigungen (N. peronaeus), Drucknekrosen.

Kapitel 7

Übung 1 **Kreuzworträtsel**
1. Arthrose
2. Gicht
3. Rotation
4. Flexion
5. Adipositas
6. Baender
7. Spitzfuss
8. Synovia
9. Supination
10. Muskelatrophie

Übersetzung
- Abspreizen
- Bewegung nach vorn
- Bewegung nach hinten
- Anhebung
- Streckung

Übung 2 **Frage** 1
Muskulatur
Gelenkkapsel
Gelenkflächen

Frage 2
Beeinträchtigung der:
- Beugung
- Streckung
- Abspreizung
- Einwärtsdrehung
- Auswärtsdrehung

Frage 3
Extensionskontraktur
Fußgelenks
Schmerzen
eingeschränkt
unmöglich
Muskeln
Gelenkkapseln
Gelenkflächen

Übung 3 **Frage** 1
a) Arthritis
   Arthrose
   Frakturen
b) Muskelatrophie
   Muskelriss
   Kinderlähmung
c) Multiple Sklerose
   Morbus Parkinson
   Apoplexi

Frage 2
Schonhaltung
Ruhigstellung
Weichlagerung
Fixierung

Frage 1   Übung 4
Physiotherapeut
Ergotherapeut
Sporttherapeut
Arzt

Frage 2
Warme oder kalte Anwendungen,
z. B. Umschläge

Frage 3
Maximal bis zur Schmerzgrenze

Frage 4
Mimik, Atmung, Puls, Blutdruck

Frage 5
• Über Grundlagen der Krankenbeobachtung
• Über Gefahren der Bewegungsübungen
• Über die Durchführung der Übungen

Frage 6
Mit anderen Pflegemaßnahmen kombinieren, z. B. Körperpflege.

Frage 7
Sehnen, Muskeln, Bänder u. Gelenkkapsel werden bewegt und gedehnt.
Die Durchblutung der Gelenkstrukturen wird verbessert.
Die Bildung von Synovia bleibt erhalten.

Frage 8
passive – assistive – aktive

Frage 9
Spasmen
Kontrakturen
Mittelstellung
angespannt
nicht
bewegt

Frage 1   Übung 5
besitzt soziale Kompetenz
kann organisieren
hat Führungsfähigkeiten

Frage 2 u. 3
1. Frau K. unterhält keine Sozialkontakte im Altenheim,
   wegen Regression.
2. Frau K. hat ihre alten Sozialkontakte verloren,
   durch Einzug ins Altenheim.

3. Frau K. bewegt sich zu wenig,
   wegen Resignation.
4. Frau K. hat gebückten u. schlurfenden Gang, wegen beginnender Kontrakturen in Knie-
   und Hüftgelenken.

Frage 4
1. Frau K. unterhält Kontakte zu mind. fünf Mitbewohnern.
2. Frau K. telefoniert wöchentlich mit alten Bekannten und erhält Besuch.
3. Frau K. unternimmt tägl. Spaziergänge von ca. 5 km.
4. Frau K. kann Knie- und Hüftgelenk frei bewegen und hat ein normales Gangbild.

Frage 5
1. Frau K. akzeptiert den Besuch einer Mitbewohnerin auf eine Tasse Kaffee.
2. Frau K. ist wieder aufgeschlossen für Kontakte mit früheren Bekannten.
3. Frau K. unternimmt tägl. einen Gang bis vor das Haus.
4. Frau K. führt tägl. Bewegungsübungen unter Anleitung durch.

Frage 6
Zu Nahziel 1
• Die Bezugspflegeperson (BPflP) stellt Mitpatienten der benachbarten Zimmer vor.
• Die BPflP motiviert im Gespräch, eine Nachbarin zum Kaffee einzuladen.
• Die BPflP plant gemeinsam mit Frau K. den Kaffeenachmittag und hilft bei den Vorberei-
   tungen.
• Die BPflP ist beim Kaffeenachmittag anwesend (Einverständnis!) und unterstützt.
Zu Nahziel 2
• Die BPflP beginnt mit Biografiearbeit mithilfe des Fotoalbums von Frau K.
• Die BPflP motiviert im Gespräch zur telefonischen Kontaktaufnahme zu alten Bekann-
   ten.
• Die BPflP sucht gemeinsam mit Frau K. Telefonnummern der ausgewählten Bekannten.
• Die BPflP bereitet gemeinsam mit Frau K. ein erstes Telefongespräch vor. Sie ist beim
   Gespräch anwesend (Einverständnis!).
Zu Nahziel 3
• Die BPflP motiviert Frau K. im Gespräch, das Angebot des täglichen Spaziergangs anzu-
   nehmen.
• Um 10:00 Uhr und um 15:00 Uhr wird Frau K. zum Spaziergang abgeholt und begleitet.
Zu Nahziel 4
• 3 x tägl. warme Fangopackungen für Knie- und Hüftgelenke mit anschließenden aktiven
   Bewegungsübungen unter Anleitung durch den Physiotherapeuten.

Übung 6 **Frage** 1
a) Die Aussage im Stationsteam diskutieren und an den eigenen Erfahrungen messen.
b) Zusätzliche Informationen aus kompetenten und unabhängigen Quellen zu Rate ziehen.
c) Die Situation des Patienten/des Bewohners als Maßstab setzen: Er hat eine Bewegungseinschränkung (Kontraktur), die ihn behindert bzw. Leiden verursacht. Wir haben das Wissen,
   die Kenntnisse sein Leiden zu lindern.
d) Wir planen, dokumentieren und evaluieren unsere Maßnahmen. So wird unser Tun (unsere Pflege) transparent, belegbar und für den Patienten/Bewohner nutzbringend.

Frage 2
a) Beim passiven und assistiven Bewegen Gelenke nicht überdehnen. Besondere Vorsicht bei
   fehlendem Schmerzempfinden.
b) Gelenke niemals über die Schmerzgrenze hinaus bewegen.
c) Bewegungen nicht ruckartig ausführen.
d) Geplante prophylaktische Maßnahmen mit dem Arzt absprechen.

Kapitel 8

Kreuzworträtsel
1. Atrophie
2. Osteoporose
3. vitiosus
4. opportun
5. Arthrose
6. Eiter
7. Exostose
8. Hypotrophie
9. Parese

Übersetzung
- Knochenerweichung
- Belastungsdeformität an der Großzehe
- Das Gehirn betreffende Durchblutungsstörung
- Medikamente gegen hohen Blutdruck
- Schutz
- Hypotonie (Kreislaufversagen) beim Aufstehen

Frage 1
a) Osteoporose, Osteomalazie, Arthrose, Muskelatrophie
b) Paresen, Plegien, Gangstörungen
c) Zerebrale Durchblutungsstörungen, Kreislaufversagen
d) Mangelnde Sehschärfe, fehlende Hell-dunkel-Adaption, Gesichtsfeldeinschränkung
e) Qualitative und quantitative Bewusstseinsstörungen

Frage 2
c

Frage 3
a) Bewegungseinschränkung
b) Angst
c) Gangunsicherheit

Frage 4
c

Frage 5
Sedativa
Antihypertensiva
Neuroleptika
Psychopharmaka

Frage 6
a) Türschwellen, Dehnungsfugen, Bodenbeläge, herumstehende Pflegeutensilien, ungesicherte Treppen
b) Fehlende Notbeleuchtung, zu schwache Lampen, dunkle Flure und Treppenhäuser, versteckte Lichtschalter
c) Rutschende Hosen, schlappende Schuhe, zu lange Hosen, zu großer Bademantel
d) Fehlende Handläufe, fehlende Handgriffe, nicht passende Gehhilfen, defekte Feststellbremsen

Frage 7

1. c
2. d
3. b
4. a

Übung 3   Nr. 1, 5, 6, 8

Übung 4   c, d, g, h

Übung 5   Psychopharmaka
Hypnotika
Laxanzien
Sedativa
Antihypertonika

Übung 6   **Frage** 1

a) Zeitpunkt
b) Ort
c) Aktivitäten vor dem Sturz
d) Körperlicher u. geistiger Zustand
e) Ablauf des Sturzes
f) Pflegemaßnahmen vor dem Sturz

Frage 2

Das Zimmer wird leer geräumt, der Boden wird mit weichen Matten belegt, in einer Ecke wird mithilfe einer Matratze die Bettstatt gestaltet, mit Kissen und Rollen wird ein Pflegenest gebaut.

Übung 7   **Frage** 1

1. August: Frau H. kann alle Gelenke in den Bewegungsebenen frei bewegen.
1. September: Frau H. kann ohne orthostatische Störungen vor dem Rollstuhl stehen und mit Unterstützung 5 Schritte gehen.
1. Oktober: Frau H. bewegt sich täglich im Haus mithilfe des Rollators.
1. Dezember: Frau H. bewegt sich im Haus ohne Rollator, außerhalb des Hauses mit dem Rollator.
1. Februar: Frau H. geht außerhalb des Hauses mit Walking-Stöcken.
1. Mai: Frau H. geht 2 x wöchentlich 5 km.
1. Juli: Frau H. geht täglich 5 km.

Frage 2

1. Ein Bewegungsstatus ist erstellt; alle Bewegungseinschränkungen sind bekannt, gemessen u. dokumentiert.
2. Gemeinsam mit Frau H., dem Physiotherapeuten u. der Pflege ist ein »Gelenk-Aktivierungsprogramm« abgestimmt.
3. Frau H. kann alle Gelenke in den Hauptbewegungsebenen min. zu 80 % bewegen.

Frage 3

- Jedes erreichte Ziel wird mit Kaffee und Kuchen gefeiert.
- Rückschläge werden mit Frau H. besprochen, analysiert und Bewältigungsstrategien ausgearbeitet.
- Es werden Mitbewohner ausgesucht, die sich am »Aktivierungsprogramm« beteiligen möchten. Diese Gruppe trifft sich 1 x im Monat zur Besprechung und Planung der Wandertour.

Übung 8   **Frage** 1

a) Assessmentbögen werden kritiklos und unreflektiert angewandt.

b) Stürze werden nicht analysiert und ausgewertet. So erfolgt auch keine Dokumentation und es werden keine Konsequenzen gezogen.

c) Bewohner, die bereits gestürzt sind, werden in ihrem Bewegungsradius eingeschränkt oder gar fixiert.

d) Pflegepersonen erkennen nicht die Sturzgefahren in der Patientenumgebung, in der Medikation und/oder der Grund- oder Begleiterkrankung des Bewohners.

Frage 2

a) Die Personaldecke ist vielerorts soweit ausgedünnt, dass das Pflegepersonal seiner Aufsichtspflicht gar nicht mehr nachkommen kann.

b) Das Pflegepersonal hat keinen Einfluss auf die Verordnung von Medikamenten, die das Sturzrisiko erhöhen.

c) Auf Einrichtungen zur Sturzvermeidung wie z. B. Bewegungsmelder, zusätzliche Beleuchtungsanlagen usw. wird mit dem Hinweis: „zu teuer" verzichtet.

d) Selbst wenn Warnvorrichtungen vorhanden sind, ist es dem Pflegepersonal besonders während des Nachtdienstes sehr oft nicht möglich auf einen Alarm unmittelbar zu reagieren. Es gibt nur eine Nachtwache, die anderweitig mit Pflegetätigkeiten befasst ist.

Kapitel 9

Kreuzworträtsel   Übung 1
1. Mikroorganismen
2. infiziert
3. Sterilisation
4. isolieren
5. nosokomial
6. Pflege
7. Desinfektion
8. Haendewaschen
9. Immunitaet

Übersetzung
- Anflugskeime
- Giftigkeit
- Pilze abtötend
- Dauerform von Bazillen
- Isolation mehrerer Pat. mit der gleichen Infektion in einem Zimmer

Frage 1   Übung 2
a) hygienisches Verhalten
b) Sauberkeit und Reinigung
c) Desinfektion
d) Sterilisation
e) Isolation

Frage 2
direkter Infektionsweg   indirekter Infektionsweg

Infektionsquelle

↓

Austrittspforte ──────► belebte und unbelebte

↓   ╱ Überträger

Eintrittspforte ◄────

↓

neue Infektionsquelle

Übung 3   **Frage** 1

a) Schmuck, Händen, Unterarmen, Dienstkleidung
b) Fingernägel, kurz, rund
c) Dienstkleidung, glatt, Rüschen, Steppnähte, Taschen
d) Infektionsgefahr, Schutzschürze tragen

Frage 2
c, d, e, f

Frage 3
Keime
Fläche
Gegenstand
reduzieren
Infektionsgefahr

Frage 4
a) Injektionen, Infusionen
b) abwehrgeschwächten Patienten
c) Körperzugängen, Ableitungen
d) infektiösen Materialien

Frage 5
b

Übung 4   **Frage** 1

a) Bakterien abtötend
b) Viren abtötend
c) Viren inaktivierend
d) Pilze abtötend
e) Sporen abtötend

Frage 2
1. D
2. C
3. A
4. E
5. B

Frage 3
$$\frac{8.000 \times 4\,\%}{100} =$$

Ergebnis: 320 ml Desinfektionsmittelkonzentrat
8.000 ml–320 ml
Ergebnis: 7.680 ml Wasser

164

Frage 4
1. Dämpfe, Verätzungen, Atemwege
2. Oberfläche, Materialien
3. Hautkontakt, Fläche, Verätzungen, Haut

Frage 5
1. Portionsbeutel
2. Automatische Desinfektionsmischvorrichtungen
3. in die Behälter integrierte Dosiereinrichtung
4. Messbecher mit aufgedruckter Skala für Konzentration in % und Desinfektionsmittel-menge in ml

Frage 6
a) Pathogene Keime, Infektionsgefahr
b) Kontakt, Desinfektionsmittel, resistent

Frage 1   Übung 5
a) Verpackung beschädigt
b) Indikationsstreifen dunkel
c) Ablaufdatum, Sterilisationsdatum

Frage 2
Autoklaven
Zentralsterilisation

Frage 3
a) kühl, trocken, staubfrei, Regal, Schrank
b) hinter, ältere
c) Zwischenlager, geschlossen
d) verbrauchtes Sterilgut, Lager

Frage 4
1. C
2. E
3. B
4. A
5. D

Frage 1   Übung 6
a) C, F
b) D, G
c) B, E
d) A, H

Frage 2
Ernährung
Mobilisation
psychische Unterstützung

Frage 1   Übung 7
a) Informieren Sie den Patienten/Bewohner über die Gefahr der Resistenzentwicklung, wenn er ein Antibiotikum verordnet bekommen hat.
b) Organisieren Sie gemeinsam mit dem Patienten/Bewohner die regelmäßige und pünktliche Einnahme gemäß der Verordnung; dreimal täglich heißt alle acht, zweimal täglich alle zwölf, einmal täglich alle vierundzwanzig Stunden.
c) Halten Sie den Patienten/Bewohner dazu an, das Antibiotikum solange wie verordnet ein-zunehmen, auch wenn die Krankheitssymptome schon früher abgeklungen sind.

d) Sichern Sie die korrekte Einnahme gemäß den Vorgaben auf dem Beipackzettel, z. B. vor, nach oder zu den Mahlzeiten mit einem Glas Wasser.

Frage 2

a) Antibiotikaresistente Keime sind, wie der Name sagt, gegen Antibiotika resistent, nicht aber gegen Desinfektionsmittel. Durch Desinfektion können wir Infektionswege unterbrechen.

b) Auch resistente Keime benötigen ihr Biotop, die für sie lebenserhaltende Umgebung. „*Wo Schmutz, Feuchtigkeit und Wärme ist, da sind auch Keime*". Die Keim-Biotope können durch Maßnahmen der Reinigung und Sauberkeit zerstört werden.

c/d) Resistente Keime sind nur gefährlich, wenn sie übertragen werden. Die Übertragung kann durch hygienisches Verhalten, Reinigung, Desinfektion, Sterilisation und Isolation unterbunden werden.

Kapitel 10

Übung 1 **Kreuzworträtsel**

1. Prostata
2. Katarrh
3. Intimhygiene
4. Pollakisurie
5. Kolibakterium
6. Restharn
7. Dysurie
8. Blasenkatheter

Übersetzung
- Schmerzhafter Harndrang
- Entzündung der Harnröhrenschleimhaut
- Aufsteigend
- Absteigend
- Verstopfend
- Rückfluss von Urin

Übung 2 **Frage** 1

b, c, f

Frage 2

Blasenentzündung
Nierenbeckenentzündung
Endoskopische Untersuchung der Blase
Erschwertes, schmerzhaftes Wasserlassen
Funktionseinschränkung

Frage 3

1. c, g, i
2. a, d, f
3. b, e, h

Frage 4

Blasensteine
Prostatahypertrophie
Sphinkterspasmus

Frage 1 Übung 3

a) Durch Unterstützung ist eine gute Körperpflege sichergestellt.
b) Der Patient akzeptiert das intermittierende Katheterisieren.
   oder
   Der Patient akzeptiert eine suprapubische Blasendrainage.
c) Der Patient trinkt täglich 1,5 l.
d) Den Angehörigen gelingt es, ihr Tabu zu überwinden.
   oder
   Die Körperpflege wird vom ambulanten Pflegedienst durchgeführt.
e) Dem Patienten und seinen Angehörigen ist die Wichtigkeit der Intimhygiene bei Inkontinenz bewusst.
f) Der Patient trinkt tägl. 1,5 l plus die Menge, die er verloren hat (bei Fieber je 1 °C erhöhte Körpertemperatur 500 ml mehr).
g) Einnahme der Herzmedikation insbesondere der Diuretika sicherstellen; in Ruhephasen Beine hoch lagern (nach Absprache mit Arzt).

Frage 2

1. Kompott
2. Obst
3. Joghurt
4. Quark
5. Birkenblaetter
6. Weintrauben
7. Spargel
8. Birnen

Frage 3

a) Kondomurinar
b) intermittierendes
c) suprapubische
d) Inkontinenz

Frage 4

a) Intimhygiene
b) Inkontinenzhose
c) Blasentraining
d) Wasserlassen
e) Flüssigkeitsbilanz
f) Reizblase

Frage 1 Übung 4

a) Frau Z. zur Mitarbeit motivieren.
b) Ermitteln und dokumentieren, zu welchen Zeiten Frau Z. Nahrung u. Flüssigkeit aufnimmt.
c) Ermitteln und dokumentieren, wann Frau Z. Urin lässt.
d) Das Ausscheidungsprotokoll analysieren.
e) Das Ergebnis der Analyse umsetzen, z. B. Toilettengang zu den ermittelten Zeiten ermöglichen.

Frage 2

a) Anhand der im Toilettentraining ermittelten Zeiten werden sinnvolle Zeiten der Urinausscheidung festgelegt.
b) Urinausscheidung kontinuierlich herauszögern, bis die festgelegten Intervalle erreicht sind.

Übung 5 **Frage** 1
Durch den Reiz des Fremdkörpers (Katheter) auf die Urethraschleimhaut produziert diese vermehrt Schleim. Über diese Schleimbrücke wandern Bakterien in die Blase ein. Dieser Vorgang kann nicht unterbunden werden.[1]

Frage 2
a) Intermittierendes Katheterisieren mittels Einmalkatheter.
b) Auf einen Katheter verzichten und stattdessen Toiletten- und Blasentraining durchführen.
c) Einen suprapubischen Katheter (durch den Arzt) anlegen.
d) Externe aufsaugende (Inkontinenzhose) und Ableitende (Kondomurinar) Systeme.

Kapitel 11

Übung 1 **Kreuzworträtsel**
1. Ammoniak
2. Erosion
3. Pusteln
4. Wundsein
5. Mykose
6. Rueckfetten
7. Fissuren
8. Hyperhydrose
9. Harnstoff
10. Superinfektion

Übersetzung
- Aufgeweichte Haut
- Allgemein (überall) vorkommende fakultativ pathogene Keime
- Krankmachend
- Ein Maß für saure, neutrale oder alkalische Reaktion

Übung 2 **Frage** 1
In Hautfalten oder anderen von der Luft abgeschlossenen Hautarealen bildet sich Feuchtigkeit, die Haut mazeriert. Durch Bewegung wird die Haut jetzt leicht aufgescheuert. Zudem ist mazerierte Haut ein optimaler Nährboden für Bakterien und Pilze.

Frage 2
Rötung – Rubor
Schwellung – Tumor
Erwärmung – Calor
Schmerz – Dolor

Frage 3
mazeriert
Fissuren
Infektionszeichen
Mykosen
bakterielle
nässende

---

1 „Prävention und Kontrolle Katheter-assoziierter Harnwegsinfektionen", Bundesgesundheitsblatt 2015, 58:641–650, DOI 10.1007/s00103-015-2152-3

Juckreiz
Schmerz

Frage 1

Fieber
Adipositas
Hyperthyreose
Vegetative Dystonie
Apoplex
M. Parkinson

Frage 2

Durch Schweiß und Körperwärme entsteht besonders in Hautfalten ein feuchtwarmes Milieu.
Dort können sich Bakterien und Pilze optimal vermehren und Infektionen auslösen.

Frage 3

b, d

Frage 4

Säureschutzmantel
pH-Wert
Austrocknung
Entfettung
allergische
Infektionen

Frage 1

c, d, f

Frage 2

a) Körperschweiß wird reduziert, Hautdurchblutung wird angeregt.
b) Zum Schutz des Hautmilieus, um Allergien vorzubeugen.
c) Durch Feuchtigkeit mazeriert die Haut, mazerierte Haut ist ein guter Nährboden für Infektionen.
d) Bei empfindlicher (besonders bei mazerierter) Haut könnten leicht Verletzungen entstehen.
e) Die Haut bleibt trocken und belüftet, sie mazeriert nicht, Bakterien und Pilze finden keinen Nährboden.

Frage 3

falsch: a, d, f, g, j, k, l, m, o
richtig: b, c, e, h, i, n

Frage 1

Frau J. ist gefährdet, in den Hautfalten am Körperstamm Intertrigo zu entwickeln. Ursachen: Hautfalten durch Adipositas, Schwitzen durch Fieber, Verminderte Luftzirkulation durch Bettlägerigkeit.

Frage 2

1. Die Hautfalten sind trocken.
2. Die Luftzirkulation ist gewährleistet.
3. Anzeichen für Intertrigo werden frühzeitig erkannt.

Frage 3

1. 4 x tägl. alle Hautfalten inspizieren.
2. Frau J. dünne Baumwollnachthemden zur Verfügung stellen.
   Frau J. mit einem dünnen Bettlaken zudecken.

3. a) Frau J. für Tag und Nacht Baumwoll-BHs zur Verfügung stellen.

b) Frau J. für Tag und Nacht Baumwoll-Schlüpfer zur Verfügung stellen.

c) In Bauchfalten und Leisten schwach gepuderte Leinenstreifen einlegen, 4 x tägl. Wechseln.

d) 4 x tägl. kühle Abwaschungen mit klarem Wasser (Wassertemperatur ca. 10 °C unter Körpertemperatur),
mit extraweichem Frotteetuch trockentupfen.

Frage 4

- Exsikkose durch Schwitzen bei Fieber
- Dekubitus durch Bettlägerigkeit bei Adipositas und Schwitzen
- Pneumonie durch Schonatmung bei Bettlägerigkeit, Adipositas und Abwehrschwäche durch Fieber
- Obstipation durch Dehydratation und Bewegungsmangel bei Bettlägerigkeit

Übung 6 **Frage** 1

a) Oft verwenden die Patienten/Bewohner bereits mit guten Erfahrungen Pflegeprodukte. Diese kann man übernehmen.

b) Das empirische Wissen von erfahrenen Kolleginnen und Kollegen kann genutzt werden.

c) Auf Seminaren kann man aus Praxiserfahrungen einer größeren Gruppe von Praktikern schöpfen.

d) Kritisches Studium der Produktinformationen ggf. mit anschließender Beratung durch den Apotheker.

Frage 2

- Die Hautbeschaffenheit untersuchen; die Haut belastende Faktoren (z. B. Inkontinenz, Schwitzen usw.) ermitteln; alles dokumentieren.
- Einen Anwendungsplan für das ausgewählte Pflegeprodukt erstellen, mit den Kolleginnen/Kollegen abstimmen.
- Anwendungsplan konsequent umsetzen, Ergebnisse täglich überprüfen und dokumentieren.
- Anwendungsverlauf und das Ergebnis evaluieren; Anwendungsplan beibehalten oder ändern.

Kapitel 12

Übung 1 **Kreuzworträtsel**

1. Fasten
2. Naehrstoffe
3. Naehrsonde
4. Nahrung
5. beraten
6. Hunger
7. Sodbrennen
8. Durst
9. Konsistenz
10. ernaehren

Übersetzung

- Ernährung
- Ernährung
- Schluckstörung
- Verdauungsstörung
- Übergewicht, Fettsucht

Frage $\boxed{1}$

Übung 2

a) Versorgung

b) Erreichbarkeit

c) Nahrungsverweigerung

d) Schluckstörung

e) gestörte Verdauung

f) Resorptionsstörung

g) einseitige Ernährung

Frage $\boxed{2}$

- Wie viel trinken Sie pro Tag?
- Wie ernähren Sie sich?
- Haben Sie Probleme mit der Verdauung?
- Haben Sie Zahnprobleme?

Frage $\boxed{3}$

- Ist die Bekleidung zu weit (geworden)?
- Sind Zeichen von Verwahrlosung zu erkennen?
- Ist die Muskulatur schlaff, der Hautturgor hypoton?
- Ist das Gesicht eingefallen? (Wangen- und Kieferknochen stehen vor)

Frage $\boxed{4}$

a) aufnehmen, handhaben

b) kauen und einspeicheln

c) schlucken

Frage $\boxed{5}$

b, c

a) Größe, Gewicht, Body-Mass-Index

Übung 3

b) Hautturgor, Hautfalten

c) Muskulatur, bewegen

Frage $\boxed{1}$

Übung 4

a) Ernährungsberater

b) Diätassistenten

c) Ergotherapeuten

d) Zahnarzt

e) Köche

f) Logopäden

Frage $\boxed{2}$

Frühzeitige Erkennung von Fehlernährungen

Frage $\boxed{3}$

Vor-Anamnese und Anamnese

Frage $\boxed{1}$

Übung 5

- Tägl. Flüssigkeitsbilanz erstellen
- Beobachten:
  - Wie viel der Mahlzeit wurde verzehrt?
  - Welche Speisen werden nicht oder nur eingeschränkt angenommen?
  - Isst der Patient mit Appetit oder Widerwillen?

Frage $\boxed{2}$

- Mini Nutritional Assesment (MNA)
- regelmäßige Bestimmung des Körpergewichtes, und des BMI

Frage 3
- Kleine Portionen ausgewählter, kalorienreicher Speisen anbieten.
- Kalorienreiche Zwischenmahlzeiten (Snacks) anbieten.
- Kalorienreiche Getränke anbieten.
- Die Bezugspflegeperson leistet bei den Mahlzeiten Gesellschaft.

Frage 4
- Allgemeine Ernährungsberatung durchführen.
- Das Ernährungsdefizit ermitteln.
- Ein gesundes Gewicht als Pflegeziel formulieren.
- Mit Frau G. Essenpläne erstellen.
- Frau G. nimmt an einem Kochkurs teil.

Übung 6 **Frage** 1

a) Bei akuten Erkrankungen, z. B. fieberhaften Infekten, Verdauungsstörungen, Gastroente-ritiden.

b) Bei depressiven Episoden.

c) In Lebenskrisen.

d) Bei Veränderungen im Umfeld des Heimbewohners, z. B. Trennung von einem langjährigen Mitbewohner; Verlust der pflegerischen Bezugsperson; Auflösung der geliebten Gesangs-gruppe.

Frage 2

a) Die noch rüstige Mitbewohnerin, die gerne kocht und backt „erhält den Auftrag", einen gefährdeten Bewohner zu bekochen.

b) Die Angehörigen bringen so oft wie möglich eine Portion ihrer normalen Mahlzeit mit ins Heim.

c) Die gefährdete Bewohnerin darf in der Stationsküche für sich und ggf. auch für Mitbewoh-ner Mahlzeiten zubereiten.

d) Die Enkelin, der Enkel kommt nach der Schule zur Oma, zum Opa ins Heim, um mit ihm/ ihr gemeinsam zu Essen.

Kapitel 13

Übung 1 **Kreuzworträtsel**
1. Laxanzienabusus
2. Diaet
3. Darmmotorik
4. Exsikkose
5. Darmatonie
6. Kalium
7. Ernaehren
8. Tabu
9. Darmmassage
10. Ausscheidung
11. Zellulose

Übersetzung
- Schleimhautwucherungen
- Druckerhöhung im Bauchraum
- Ausscheidungsvorgang
- Ausscheidungsprodukt

a) Durch Fieber, Durchfälle, Erbrechen, Trinkdefizit Übung 2
b) Durch Bettlägerigkeit, Sedierung, Schonhaltung, reduzierten Allgemeinzustand
c) Durch Krankenhaus- oder Heimeinweisung, Diätverordnung
d) Durch Schmerzen, Übergewicht, Aszites, reduzierten Allgemeinzustand

a) Kaliumverlust führt zur Darmatonie. Übung 3
b) Bei Exsikkose wird vermehrt Wasser aus dem Darm resorbiert, der Darminhalt ist eingedickt.

Frage 1 Übung 4
a) 1,5–2 l Flüssigkeit
b) zellulosereiche Lebensmittel

Frage 2
a) Zeit lassen
b) gut kauen
c) regelmäßig, zu den gleichen Zeiten essen

Frage 3
c

Frage 4
a) Salat
b) Vollkornbrot
c) Trockenobst
d) Leinsamen
e) Weizenkleie
f) Haferflocken

Frage 5
a, b, c, d

Frage 1 Übung 5
c, d

Frage 2
a) Patienten mit dem Nachtstuhl in die Toilette fahren.
b) Mitpatienten bitten, das Zimmer zu verlassen.
c) Bettlägerige Pat. mit dem Bett ins Bad fahren.
d) Durch entsprechendes Schild an der Türe, Störungen fernhalten.

Frage 3
Vom re. Unterbauch aufwärts zum re. Rippenbogen, quer hinüber zum li. Rippenbogen, abwärts zum li. Unterbauch

Frage 1 Übung 6
Frau B. hat Vertrauen zum Pflegepersonal.
Frau B. kann ihre Gefühle ausdrücken.

Frage 2
1. Frau B. kann in Anwesenheit anderer nicht auf dem Steckbecken abführen.
2. Potenzielles Problem
   Dekubitusgefahr
3. Potenzielles Problem
   Pneumoniegefahr
4. Potenzielles Problem
   Kontrakturengefahr

Grund für 2–4 ist die Bettlägerigkeit.

Frage 3
1. Frau B. kann ungestört das Steckbecken benutzen.
2. Auflagedruck und Scherkräfte sind minimiert.
3. Frau B. sorgt selbstständig für eine gute Lungenbelüftung.
4. Alle Gelenke bleiben beweglich.

Frage 4
1. Frau B. zur Steckbeckenbenutzung mit dem Bett ins Bad fahren.
2. Lagerung auf Wechseldruckmatratze, Fußteil um 30° hochstellen.
3. a) Die BPflP übt mit Frau B. das tiefe Einatmen.
   b) Die BPflP übt mit Frau B. die Benutzung des Triflow-Gerätes.
   c) Frau B. führt die Atemübungen zweistündlich selbstständig durch.
4. a) Die BPflP leitet Frau B. zu Bewegungsübungen für die oberen Extremitäten, die Halswirbelsäule und den Schultergürtel an. Frau B. führt diese Übungen selbstständig alle vier Std. durch.
   b) Die Gelenke des nicht betroffenen Beines alle vier Std. passiv durchbewegen.
   c) Die Gelenke des betroffenen Beines in physiologischer Mittelstellung lagern.

Übung 7 Es gibt Menschen, die können Ihr Schamgefühl nicht überwinden, eher unterdrücken Sie den Stuhlgang als im Beisein anderer die Bettpfanne zu benutzen.
Es wird dann nicht lange dauern und Herr XY wird eine Obstipation entwickeln. Wir müssen uns dann den Vorwurf der „gefährlichen Pflege" gefallen lassen. Unser Vorgehen kann uns u. U. sogar als Gewalt in der Pflege ausgelegt werden.
Mein Vorschlag ist, Herrn XY in das Patientenzimmer zu verlegen, das gegenüber dem Stationsbad gelegen ist. Dort bekommt er den Platz an der Türe. Wenn Herr XY auf die Bettpfanne muss, können wir ihn mit dem Bett über den Flur ins Stationsbad schieben. Dort kann er dann ungestört und unbeobachtet sein Geschäft mithilfe der Bettpfanne verrichten.

Kapitel 14

Übung 1 **Kreuzworträtsel**
1. Exsikkose
2. Extrazellulaer
3. Koma
4. Sonde
5. Drainage
6. Hypotonie
7. Oligurie
8. Hyperton
9. Pyelitis
10. Beule
11. Tell
12. Intrazellulaer
13. Anurie
14. Not

Zuordnung
C, A, B

Frage 1

a) Herabgesetzt

b) Trocken

c) Borkige Beläge und Einrisse

d) Oligurie

e) 1025

Frage 2

a) A, D, F, G

b) B, C, E, H

Übung 2

a) ...sie ein vermindertes Durstgefühl haben.

b) ...sie vermehrten unkontrollierten Harnabgang befürchten.

c) ...sie besonders beim Trinken aspirieren.

d) ...sie über die forcierte Ausscheidung viel Flüssigkeit verlieren.

e) ...sie eine Polyurie entwickeln.

Übung 3

Frage 1

a) C

b) A

c) B

Frage 2

a)

- evtl. parenteral zugeführte Flüssigkeiten
- evtl. über eine Nährsonde zugeführte Flüssigkeiten
- 0,6 l als Bestandteil der festen Nahrung
- 0,4 l als Oxidationswasser aus Stoffwechselprodukten

b)

- die aus Sonden, Drainagen oder Punktionen abgeleiteten Flüssigkeiten
- Erbrochenes
- Blutungen
- 0,8 l als Flüssigkeitsverlust über die Atmung und die Haut
- 0,2 l als Bestandteil des festen Stuhlgangs
- bei Fieber zusätzlich 500 ml pro 1 °C Körpertemperaturerhöhung

Übung 4

Frage 3

a) 1.000 ml

b) 1.000–2.000 ml

c) 2.700 ml

d) 2.500 ml

e) 1.500–2.000 ml

Frage 1

Schleimhäute

Körpergewicht

Kreislaufparameter

Flüssigkeitsbilanz

Bewusstseinslage

Übung 5

Frage 2

A, B, C, F, G, H, J

Frage 1

- Bilanzierung der Flüssigkeitsaufnahme
- Inspektion der Mundschleimhaut
- Urinkonzentration (Spez. Gewicht)

Übung 6

Frage 2

Herr M. trinkt über den Tag verteilt 1,5 l.

Frage 3

a) Liste mit Lieblingsgetränken erstellen.
b) Flüssigkeitshaltige Speisen erfragen, die Herr M. mag.
c) Wechselndes Getränkeangebot für Herrn M. griffbereit stellen.
d) Tochter überprüft mittags und abends die Flüssigkeitsbilanz.

Frage 4

Herr M. sorgt selbstständig für tägl. 1,5 l Flüssigkeitsaufnahme.

Frage 5

a) Herr M. mit dem Führen der Ein- und Ausfuhrliste vertraut machen.
b) Herr M. errechnet tägl. seine Flüssigkeitsbilanz.
c) Pflegepersonal überträgt die Bilanz tägl. in die Krankenakte.

Frage 6

a) Herrn M. über die Symptome der Dehydratation informieren.
b) Herr M. führt 1 x wöchentlich einen Exsikkosecheck anhand einer »Exsikkose-Symptome-Liste« durch.
c) Herr M. nimmt an einem Kochkurs teil.

Übung 7 **Frage** 1
Pro:

Systeme, die für den Patienten nutzbringend und für die Pflege hilfreich sein könnten, sind es wert, einem Praxistest unterzogen zu werden.
Eine automatische Messung und Dokumentation der Trinkmenge wird eine geringere Fehlerquote ergeben als die händige Messung und Dokumentation.
Beobachtungsbögen mit (unleserlichen) handschriftlichen Eintragungen und Additionen gehören der Vergangenheit an.

Frage 2
Kontra:

Bei althergebrachtem Einfuhrkontrollbögen kann die Pflegeperson bei jeder Tätigkeit am Patienten auch schnell einen Blick auf den Kontrollbogen werfen, um sich ein Bild von der getrunkenen Flüssigkeitsmenge zu machen.
Beim TrinkTracker muss die Pflegeperson am Computer sein, um sich ein Bild von der getrunkenen Flüssigkeitsmenge machen zu können, das wird u. U. erst bei der Schichtübergabe sein. Ein dann erkanntes Trinkdefizit muss noch schnell („mit Gewalt") ausgeglichen werden.
Es besteht die Gefahr, dass durch die automatische Messung und Dokumentation der Patientenkontakt durch die Pflegeperson vermindert wird.

Kapitel 15

Übung 1 **Kreuzworträtsel**
1. Halluzination
2. Lebenskrise
3. Infarkt
4. Alkoholabusus
5. Desorientiert
6. Orientierung
7. Desorientiertheit

8. Verwirrt
9. Aggression

Ergänzungen
Störungen der Wahrnehmung
Gedächtnisstörungen
Denkstörungen
Halluzinationen

Frage 1
a) Lebenskrisen, Dehydratation
b) Arzneimittelüberdosierung, Alkoholmissbrauch, Drogenkonsum
c) Diabetes mellitus, Nierenversagen
d) Hypotonie, Herzinsuffizienz

Übung 2

Frage 2
a) C, E, H
b) A, G, I
c) B, D, F

Frage 1
b, e, f

Übung 3

Frage 2
Wut
Aggressivität
Trauer
Verwirrung
Depressivität

Frage 3
Raum mit angenehmer Atmosphäre schaffen
Keinen Zeitdruck zulassen
Störungen unterbinden
Begleitung einer Vertrauensperson ermöglich

Frage 4
a) Überforderte Mitarbeiter versuchen oft Lebenskrisen unbewusst zu verharmlosen.
b) Hilflose Pflegepersonen gehen dem Problem aus dem Weg, indem sie sich in blinden Aktionismus flüchten.
c) Ratlose Mitarbeiter versuchen die Krisenbearbeitung zu umgehen, indem sie diese leugnen.
d) Unsensible Mitarbeiter neigen dazu, dem Patienten fertige Lösungen vorzugeben.

Frage 5
a) Für Sie stellt sich die Situation jetzt besonders schlimm dar.
b) Sie befürchten, dass dies alles über Ihre Kräfte geht.
c) Sie wissen im Moment keinen Rat, wie es weitergehen soll.

Frage 1
a) Brille und Hörgerät sind in Ordnung.
b) Die Uhr des Patienten geht richtig und der Kalender zeigt das korrekte Datum.
c) Neues Personal und neue Mitarbeiter werden vorgestellt.
d) Patienten nicht verlegen, sondern in der gewohnten Umgebung lassen.

Übung 4

Frage 2
a) Bezugspflegeperson

b) Operation

c) Persönlichkeitsrechte

Frage ⃞3

a) Räumlichkeiten besichtigen

b) Hinweisschilder mit eindeutigen Symbolen

c) Begleitung durch Pflegepersonal

d) Vorstellen des Personals der Fachabteilungen

Übung 5 **Frage** ⃞1

1. Herr L. verweigert Gespräche.

2. Herr L. hat sich in seinem Zimmer isoliert.

Ursache: Trauer um seine verstorbene Frau.

Frage ⃞2

1. a) Herr L. akzeptiert die Ansprache durch die BPflP.

   b) Herr L. kann über Alltagssituationen reden.

   c) Herr L. kann über seine Trauer reden.

2. a) Herr L. akzeptiert die »Besuche« der BPflP in seinem Zimmer.

   b) Herr L. verlässt gemeinsam mit der BPflP sein Zimmer.

   c) Herr L. verbringt vormittags und nachmittags jeweils 1 Std. im Gemeinschaftsraum.

Übung 6 **Frage** ⃞1

a) Mit der Unterstützung einer vertrauten Person lässt sich Unbekanntes oder Bedrohendes besser bewältigen.

b) Eine Bezugsperson kann ein Fixpunkt, in einer ansonsten verwirrenden Welt sein.

c) Eine Bezugsperson hat die Möglichkeit, einen Zugang zu den die Verwirrung auslösenden Umstände zu erhalten (z. B. durch vertrauensvolle Gespräche, durch intensives Erleben der Bewohnerin/ des Bewohners).

d) Eine Bezugsperson kann als Mittler zwischen Bewohner einerseits und Mitbewohner, Angehörigen oder Pflegepersonal andererseits fungieren und auf diesem Wege Verwirrung auslösende Umstände (z. B. Missverständnisse, Stress, Ärger, Angst) aufarbeiten.

Frage ⃞2

Es gibt keine Vorteile [!]

Kapitel 16

Übung 1 **Kreuzworträtsel**

1. Depression

2. Aggression

3. subjektiv

4. Reizarmut

5. Regeln

6. Massage

7. seltsam

8. kognitiv

Übersetzung

- gefühlsbetont
- Verzögerung, Verlangsamung
- übereinstimmend, ehrlich
- Wiederholung gleicher Bewegungen oder verbaler Äußerungen

- Anregung
- den Tastsinn betreffend
- Darstellung ohne Worte, durch Bewegung

Frage 1
a) haptisch
b) olfaktorisch
c) gustatorisch
d) visuell
e) auditiv
f) vestibulär

Frage 2
Kontaktarmut
Eigenbrödlertum
Streitsucht
Verfolgungsideen
Rückzug
Starrsinn

Frage 3
b, d, f

Frage 4
c, d, e

Frage 5
Reizarmut
Sinneseindrücke
körperlicher Zuwendung

Frage 6
a) Orientierungshilfen
b) Gewohnheiten
c) Kommunikation

Frage 7
a) sensorischen Einschränkungen
b) Mobilitätseinschränkungen
c) Verwirrtheitszuständen
d) Kontaktproblemen
e) psychischen und emotionalen Veränderungen

Frage 8
a) C
b) B
c) A

Frage 1
a) Brillenstärke
b) Brillengestell Geschmack
c) Batterie Hörgerät erneuern
d) Patienten, Einstellen, Hörgerätes

Frage 2
a) Tageszeitungen
b) Bibliothek

Übung 2

Übung 3

179

c) Fernsehen, Radio
d) Seniorenbeirat

Frage $\boxed{3}$
visuellen

Frage $\boxed{4}$
a, c, d

Frage $\boxed{5}$
A, B, D, E, G

Übung 4 **Frage** $\boxed{1}$
- geistig rege
- sozial engagiert
- kann Menschen leiten und organisieren
- spielt ein Instrument (Orgel)

Frage $\boxed{2}$
- kann eine Orgel spielen
- soziales Engagement
- kann Menschen leiten

Frage $\boxed{3}$
1. Frau J. spielt wöchentlich zu Gemeinschaftsveranstaltungen Klavier.
2. Frau J. organisiert einen Chor.
3. Frau J. tritt mit dem Chor monatl. 1 x im Altenheim auf.
4. Frau J. engagiert sich im Heimbeirat.
5. Frau J. tritt mit dem Chor bei Stadtteilfesten auf.

Frage $\boxed{4}$
Ziel 1 ein Monat
Ziel 2 zwei Monate
Ziel 3 vier Monate
Ziel 4 ein Monat
Ziel 5 zwei Monate

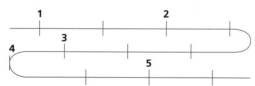

Übung 5 **Frage** $\boxed{1}$
a) Personal- und Zeitverknappung (dieses Todschlagargument. Kann nicht generell als Verursacher akzeptiert werden).
b) Ideenlosigkeit aller Akteure.
c) Falsch verstandene Hygienevorstellungen (z. B. Tiere sind unhygienisch).
d) Die Bewohner sind bereits so weit in die Deprivation abgetaucht, dass sie keine Kraft mehr haben dagegen aufzustehen (im wahren Sinn des Wortes).

Frage $\boxed{2}$
a) Der *Kindergarten* aus der Nachbarschaft kommt täglich für eine bestimmte Zeit ins Altenheim um mit den Heimbewohnern, z. B. zu basteln, zu singen, zu tanzen, zu erzählen oder um alles gleichzeitig zu tun.
b) Die Pfadfindergruppe (jeden Tag eine gute Tat) aus der Umgebung kommt wöchentlich zu bestimmten Zeiten, um mit den Heimbewohnern Aktivitäten, wie z. B. Ausflüge, Wissens-Rallyes, Quizrunden, „Montagsmaler" usw. durchzuführen.

c) Die Heimbewohner übernehmen Patenschaften für Tiere im Tierheim der Stadt. Die mobilen Heimbewohner werden zum Tierheim gefahren und kümmern sich dort um einzelne Tiere. Für die immobilen Heimbewohner werden geeignete Tiere aus dem Tierheim abgeholt.

d) Kranken- und Gesundheitspflege- oder/und Altenpflegeschüler und Schülerinnen der nächsten Krankenpflegeschule gestalten ehrenamtlich im wöchentlichen/monatlichen Wechsel ein Anti-Deprivationsprogramm und führen es durch.

Kapitel 17

Kreuzworträtsel   Übung 1
waagerecht
  3. Gehirn
  5. Alzheimer
  8. Impuls
  9. Manifest
 12. Demenz
 13. Defizite
senkrecht
  1. Synapsen
  2. WHO
  4. Vergessen
  6. Erinnern
  7. Niveau
 10. Affekt
 11. Mens

Übersetzung
• Nervenzelle
• Häufigkeit, Bestand einer bestimmten Krankheit
• Veränderung der Bevölkerungsentwicklung
• Rückbildung des Gehirns
• Demenz durch Störung der Blutversorgung im Gehirn
• Erblich bedingt

Frage 1   Übung 2
Wenn der Anteil älterer Menschen in der Gesellschaft zunimmt, nehmen auch die alterstypischen Erkrankungen, z. B. Demenz zu.

Frage 2
Alzheimer Demenz
Vaskuläre Demenz

Frage 3
a) Frauen, Männer
b) Gehirnzellen, Eiweißablagerung
c) Hirnatrophie

Frage 1   Übung 3
a) Gedächtnisstörung
b) Orientierungsstörung
c) Denkstörung
d) Affektstörung

Frage 2

a) Gedächtnisstörung

Kurzzeit – nicht mehr – Langzeit

Gelerntes – lange

Fortgeschrittenem – Langzeit

b) Orientierungsstörung

Umgebung – verlaufen

Zeit – nicht

verhalten – was sie tun sollen, oder, wozu das Besteck gebraucht wird o. Ä.

c) Denkstörung

Floskeln – Wiederholungen

Entscheidungen – Handeln

nicht mehr – Begreifen

d) Affektstörung

Frustration – Aggression – Depression – Angst – Panik – Trauer

Übung 4 Frage 1

Hippocampus

Nervenzellen

Stress

Frage 2

a) Tagesstrukturen

b) Freizügigkeit

c) Pflegemaßnahmen

d) Sozialkontakte

Frage 3

a), d), e), g)

Übung 5 Frage 1

Zweisprachigkeit	c f
Bewegung	d h
Bildung	a i
Soziale Einbindung	b g (h)
Gesunde Ernährung	e j

Frage 2

Zweisprachigkeit: Lieder in mehreren Sprachen singen; Schwank aus dem Leben in Dialekt und Hochdeutsch erzählen

Bewegung: Gymnastik-/Sportgruppen bilden (auch Stuhlgymnastik); Am Seniorensport des benachbarten Sportvereins teilnehmen

Bildung: Diskussionsrunden zu aktuellen Tagesthemen initiieren; Veranstaltungen der Volkshochschule nutzen

Soziale Einbindung: Spieleabende (z. B. Bingo) veranstalten; Feiertage gemeinsam planen und durchführen

Gesunde Ernährung: Mediterrane Küche vorstellen und geeignete Rezepte nachkochen; Obst-, Salat-, Reistag usw. planen und durchführen

Übung 6 Frage 1

a) Durch Demenzprophylaxe wird bei jedem Menschen der geistige Abstieg verlangsamt, unabhängig vom Alter. Ausschlaggebend für den Umfang des Erfolgs ist eher das geistige Niveau.

b) Jeder Zeitgewinn bis zum Einsetzen der Demenzsymptome zahlt sich für alle Beteiligten aus. Der Betroffene hat einen Lebens-Zugewinn, die Angehörigen behalten ein mündiges Familienmitglied, wir behalten einen aktiven Heimbewohner mit geringerem Pflegeaufwand.

c) Die meisten Maßnahmen zur Demenzprophylaxe belasten auch den älteren Menschen nicht zusätzlich, im Gegenteil, sie können seine Lebenslust vermehren.

d) Demenzsymptome erhöhen den Pflegeaufwand, Bewohner ohne Demenz sind pflegeleichter.

Frage $\boxed{2}$

a) Demenzkranke Heimbewohner bedürfen (teurer) aufwendiger Pflege in allen Lebensbereichen.

b) Maßnahmen zur Demenzprophylaxe lassen sich kostenneutral oder mit nur geringen Kosten umsetzen.

c) Die konkreten Maßnahmen in den Bereichen bewegen, ernähren und bilden wirken sich auch positiv auf die allgemeine Gesundheit der Heimbewohner aus. Demenzprophylaktische Maßnahmen sind die *„Klappe, mit der man viele Fliegen zugleich erledigen kann"*, soll sagen, die Maßnahmen sind auch für viele andere Prophylaxen sinnvoll und notwendig.

Kapitel 18

Kreuzworträtsel
Übung 1

1. Aggression
2. Trauer
3. kongruent
4. Gestik
5. Betrug
6. Verletzung
7. Gewalt
8. Angriff
9. Frust
10. verletzt
11. toeten

Übersetzung
- körperliche Unversehrtheit
- Angriff, gewolltes Schaden zufügen
- Bewegungsrahmen
- die Wertvorstellung betreffend
- Beeinflussung, Manipulation

Frage $\boxed{1}$
Übung 2

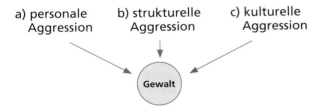

a) personale Aggression   b) strukturelle Aggression   c) kulturelle Aggression

Gewalt

Frage $\boxed{2}$

a) E, G
b) C, F
c) B, H
d) A, D

Frage 3
a, d, e

Frage 4
a) veralteten, schädlichen
b) Vernachlässigung, indizierten
c) notwendigen, Hygienemaßnahmen
d) Unterlassen, Pflegedokumentation, Informationsweitergabe
e) Herauszögern, notwendigen

Frage 5
- Antidepressiva
- Testosteron
- Coffein
- Schilddrüsenhormone
- Parkinsonmittel
- Weckamine

Frage 6
a) Angst, Verzweiflung
b) M. Parkinson, Chorea Huntington, Hirnschädigung
c) Überforderung, Panik
d) Entzugsdelir
e) M. Alzheimer

Übung 3 a) Teambesprechungen
b) Supervisionen
c) Seminar
d) Pflegepersonal, korrigiert

Übung 4 **Frage** 1
a, b, e

Frage 2
a) zuhören
b) nonverbale
c) Kongruenz
d) Empathie
e) Nähe, Distanz
f) Vertrauen, Partner

Frage 3
a) Höflichkeitsregeln
b) Privatsphäre
c) Nähe, Distanz
d) Möglichkeiten, Grenzen
e) Wertschätzung, kompetente

Frage 4
Gestik
Mimik
Haltung

Frage 5
Aggression

Übung 5 **Frage** 1
c, e, f

Frage 2
a) Tonfall
b) Zuhören
c) überhören
d) Vorwürfe, diskutieren
e) Verständnis, Gefühle
f) widersprechen
g) Strategien

Frage 3
a) alle, Mitarbeiter
b) Bedürfnisse, Gegenübers
c) Kommunikationskultur
d) Persönlichkeit

Frage 4
a) solidarisieren
b) Schwierigkeiten, Probleme, Pflegeteam
c) Supervisionen
d) objektiv, sachlich
e) Leitbild, Aggressivität

Frage 1   Übung 6
- Die entstandene Situation teamintern in sachlicher Atmosphäre analysieren.
- Gemeinsam einen Plan erstellen, in dem Zusatzdienste infolge von Engpässen auf alle Teammitglieder gleichmäßig verteilt werden.
- Die Teammitglieder halten Schwester Conny ein Teil der anfallenden Arbeiten von der Hand, um ihr Zeit für die Leitungsaufgaben zu geben.

Frage 2
- Entspannungstechniken anwenden (Meditation, Yoga).
- Die körperliche Leistung steigern durch Sport und Bewegung.
- Etwas für das eigene Wohlbefinden tun (Sauna, Massage, Kosmetik).

Frage 3
- Kurzurlaub an freien Wochenenden (Städtereisen, Wellnesstage, Kulturtage).
- Soziale Kontakte knüpfen (Vereine, Clubs, Nachbarschaft).

Frage 1   Übung 7
Ich wünsche Ihnen, dass Sie täglich den Freiraum finden, etwas für Ihre Seelenpflege tun zu können. Ich hoffe, dass Sie auch in Ihrem Leben abseits von Station und Pflegearbeit Erfüllung, Anerkennung und Zufriedenheit finden.

Ulrich Kamphausen

Prophylaxen in der Pflege

Anregungen für kreatives Handeln

9., überarbeitete und erweiterte Auflage 2015. 345 Seiten, 32 Abb., 8 Tab. Kart. € 20,– ISBN 978-3-17-028668-9

auch als EBOOK

Pflegekompakt

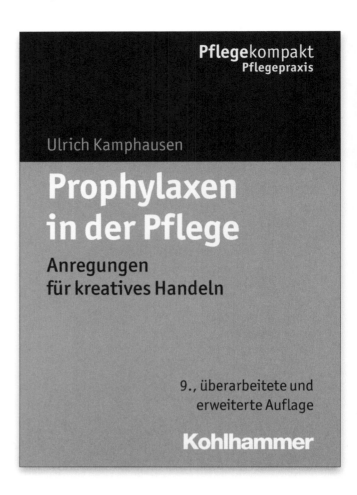

Als Grundprinzipien professioneller Pflege sind Prophylaxen mit Beginn der Ausbildung fester Bestandteil der täglichen Berufspraxis. Praxisorientiert und leicht verständlich werden in diesem Buch Prophylaxen in Bezug auf Dekubitus, Pneumonie, Thrombose, Kontrakturen, Soor und Parotitis, Obstipation, Intertrigo, Aspiration, Zystitis, Sturz, Dehydratation, Desorientierung, Infektionen, Mangelernährung, Deprivation und Gewalt beschrieben. Das überarbeitete Buch versammelt die aktuellsten medizinischen und pflegewissenschaftlichen Erkenntnisse zur Prophylaxe in der Pflege. Neu in der 9. Auflage ist die Demenzprophylaxe. Ein unverzichtbares Lern- und Arbeitsmittel für Pflegende in Ausbildung und Praxis!

Ulrich Kamphausen ist Krankenpfleger und Lehrer für Pflegeberufe.

Leseproben und weitere Informationen unter **www.kohlhammer.de**
W. Kohlhammer GmbH · 70549 Stuttgart

Kohlhammer

Susanne Danzer/
Ulrich Kamphausen

Dekubitus – Prophylaxe und Therapie

Ein Leitfaden für die Pflegepraxis

*2016. 193 Seiten, 46 Abb.,
14 Tab. Kart. € 22,–
ISBN 978-3-17-023951-7*

Pflegekompakt

Das Dekubitalgeschwür stellt nach wie vor eine Herausforderung dar. Prophylaxe und Therapie werden im Buch praxisnah beschrieben. Thematisiert werden u. a. Wundassessment, Wunddokumentation sowie phasen- und bedarfsgerechte Versorgung von Dekubitus, aber auch spezielle Themen wie Ernährung, Hautpflege, Schmerz und Dekubitus am Lebensende. Theoretisches Wissen und praktische Erfahrung werden verknüpft. Durch den hohen Praxisbezug wird die Thematik auf anschauliche Art vermittelt. Farbige Abbildungen helfen bei der Klassifizierung.

Susanne Danzer, examinierte Krankenschwester, Pflegetherapeutin Wund ICW e. V., zertifizierte Wundexpertin ICW e. V., geprüfte Wundberaterin AWM®, Pflegeexpertin Haut, Pain Nurse, Pain Nurse Plus, fachliche Leitung Wundmitte Akademie, Mentorin, Praxisanleiterin.
Ulrich Kamphausen ist Krankenpfleger und Lehrer für Pflegeberufe.

Leseproben und weitere Informationen unter www.kohlhammer.de
W. Kohlhammer GmbH · 70549 Stuttgart

Kohlhammer

Natalia Haas

Praxisfälle Pflege

Ein Arbeitsbuch für Ausbildung, Studium und Weiterbildung mit 250 Fallbeispielen

2018. 295 Seiten, 2 Abb.
Kart. € 29,–
ISBN 978-3-17-032677-4

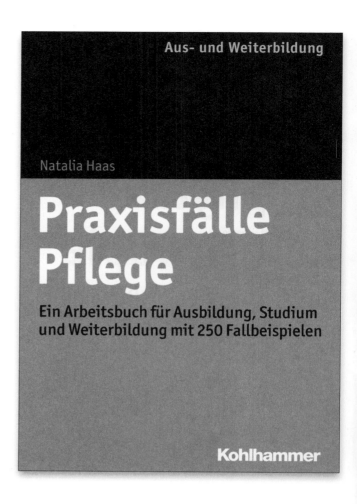

Wissen aneignen, Lösungsansätze prüfen und Sicherheit im Pflege- und Prüfungsalltag gewinnen: Mit 250 Praxisfällen aus der Pflege ist dieses Buch der ideale Begleiter für die Ausbildung und zur Prüfungsvorbereitung. Die theoretischen Ausbildungsinhalte werden hier durch praktische Fallbeispiele dargestellt, um den Transfer von der Theorie zur Praxis zu erleichtern. Das gesamte Buch ist nach Lernfeldern strukturiert und umfasst die gängigsten Krankheitsbilder aus der Gesundheits- und Krankheitslehre. Zur Prüfung des eigenen Wissensstandes ist jeder Fall in drei Abschnitte gegliedert: „Beschwerden, Anamnese & klinische Untersuchung", „zusätzliche Untersuchungen" und „Diagnose, Behandlung & Prognose".

Natalia Haas, Ärztin für Pädiatrie, ist seit 1997 als Dozentin an Berufsfachschulen für Kranken- und Altenpflege in Baden-Württemberg tätig.

Leseproben und weitere Informationen unter **www.kohlhammer.de**
W. Kohlhammer GmbH · 70549 Stuttgart

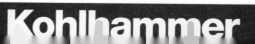